La Pratique
Oto=Rhino=Laryngologique

— Maladies —
des Oreilles

88 Figures

— J.-B. BAILLIÈRE ET FILS — 1909

La Pratique Oto-Rhino-Laryngologique

MALADIES

DES OREILLES

PRINCIPAUX TRAVAUX DU MÊME AUTEUR

La Pratique Oto-rhino-laryngologique. 1 vol. in-16 de 680 pages avec 257 figures :

Maladies des fosses nasales et des sinus. 1 vol. in-16 de 208 pages avec 71 figures, 3 francs.

Maladies du larynx. 1 vol. in-16 de 300 pages avec 98 figures, 4 francs.

Maladies des oreilles. 1 vol. in-16 de 240 pages avec 88 figures, 4 francs.

Traité d'Œsophagoscopie (*en préparation*).

Trachéobronchoscopie et œsophagoscopie (*Actualités médicales*), 1 vol. in-16, 1905, 1 fr. 50.

Traitement chirurgical de l'ethmoïdite purulente. Thèse de Paris, 1901.

Extraction d'un clou de la troisième ramification bronchique. *Presse médicale*, décembre 1904 (Lermoyez et Guisez).

Des résultats généraux obtenus par la broncho-œsophagoscopie et des perfectionnements apportés à cette méthode (*Presse médicale*, 25 févr. 1905).

Cinquante cas d'œsophagoscopie (*Congrès de Chirurgie*, octobre, 1900).

Œsophagotomie interne sous-œsophagoscopie (*Tribune médicale*, juillet 1906).

Cure radicale de l'ozène par la paraffine à froid (*Bulletin médical* 1906.)

Nos derniers cas de bronchoscopie et œsophagoscopie (*Congrès de Chirurgie*, 1906).

Cure médicale de l'otite suppurée chronique et confusion mentale (*Tribune médicale*, 17 févr. 1906).

Ostéomyélite des os plats du crâne consécutive aux sinusites et otites suppurées. (Rapport de la *Société française de laryngologie* (mai 1906).

Adénoïdite hypertrophique et entérite muco-membraneuse (*Journal des praticiens*, 1906).

Huit cas de trépanation du système spéno-ethmoïdal par voie orbitaire (*Société française de laryngologie*, mai 1906).

Le traitement opératoire des sinusites frontales chroniques (*Semaine médicale*, 27 déc. 1905).

Ostéomyélite chronique des os plats du crâne consécutive et otite chronique suppurée (*Soc. fr. de laryng.*, mai 1907).

Thromboses du sinus latéral et de la jugulaire. Ouverture du golfe, ligature de la jugulaire. Guérison. (*Soc. fr. de laryng.*, mai 1907).

Nouveaux faits de bronchoscopie et d'œsophagotomie interne sous-œsophagotomie (*Soc. fr. de laryng.*, mai 1907).

4032-08. — Corbeil. Imprimerie Crété.

La Pratique Oto-Rhino-Laryngologique

MALADIES
DES OREILLES

PAR

Le Docteur J. GUISEZ

ANCIEN INTERNE DES HOPITAUX DE PARIS
CHEF DES TRAVAUX D'OTO-RHINO-LARYNGOLOGIE A LA CLINIQUE CHIRURGICALE
DE L'HOTEL-DIEU DE PARIS

Avec 88 figures dans le texte

PARIS

LIBRAIRIE J.-B. BAILLIÈRE ET FILS

19, RUE HAUTEFEUILLE, 19

1909

MALADIES

DE L'OREILLE

I. — CONSIDÉRATIONS GÉNÉRALES.

Les affections de l'oreille sont les plus fréquentes de toutes celles que nous avons à étudier dans notre spécialité ; il est classique de dire, depuis Von Trötsch, qu'un adulte sur trois est porteur d'une lésion auriculaire, surdité, écoulement ou autre.

Ces maladies sont aussi des plus graves. Leur gravité vient de ce que, non seulement, elles compromettent le sens de l'ouïe, mais aussi de ce qu'elles peuvent entraîner des complications souvent mortelles : on *meurt d'otorrhée* par méningite, thrombo-phlébite, abcès du cerveau. Elles menacent d'autant plus la vie de celui qui en est porteur, qu'elles se produisent le plus souvent, sans cortège aigu et qu'elles ne s'accompagnent pendant longtemps que de symptômes insignifiants : un léger écoulement qui revient de temps à autre, qui n'inquiète pas autrement le malade.

Le médecin doit savoir que *ce mal sans importance* peut être le point de départ des plus sérieuses complications.

Aussi, il est grand temps que les maladies de l'oreille tiennent dans l'esprit des médecins, la place à laquelle elles ont droit. Il est indispensable que le praticien possède les éléments de diagnostic et de thérapeutique des affections de l'oreille et, principalement, de celle contre laquelle il pourrait le plus et le mieux : l'otite aiguë.

En effet, si les conséquences en sont graves, ces affections guérissent toujours par une thérapeutique bien ordonnée. Il est possible de tarir l'otorrhée d'abord en s'attaquant au mal, par les procédés les plus simples, et la thérapeutique est d'autant plus facile que le diagnostic a été plus précoce, plus tard il sera quelquefois nécessaire de pratiquer des opérations très complexes dirigées contre l'affection elle-même ou ses complications.

Que l'on nous pardonne d'insister sur la nécessité qu'il y a pour le médecin de connaître l'otologie au moins au point de vue du diagnostic dans la pratique courante. Il y a lieu d'espérer que quelque jour en France l'enseignement de l'otologie prendra dans le programme des études la place qu'elle mérite. Ceci, du reste, est déjà réalisé en Autriche et en Allemagne.

ANATOMIE CLINIQUE DE L'OREILLE

L'oreille comprend deux portions bien différentes : un appareil de conduction et un appareil de perception.

1º L'appareil de conduction consiste en : a) l'*oreille externe* avec le pavillon et le conduit auditif externe; b) l'*oreille moyenne* avec la membrane du tympan et la trompe d'Eustache.

2º L'appareil de réception est constitué par l'*oreille interne* ou *labyrinthe*.

A l'étude de l'oreille se rattache celle des *cavités annexes* creusées dans les os voisins : l'antre mastoïdien, les cellules mastoïdiennes dont la pathologie est intimement liée à celle de l'oreille proprement dite.

Oreille externe.

Dans l'oreille externe nous aurons à étudier successivement deux parties bien distinctes :

1º Le pavillon de l'oreille ;

2º Le conduit auditif externe.

Pavillon. — Le pavillon de l'oreille a la forme d'un entonnoir évasé : c'est une sorte de lamelle cutanée cartilagineuse, destinée à recueillir les sons et à les réfléchir vers le conduit auditif. Il présente suivant les individus des formes variables sur lesquelles nous n'avons pas à nous étendre ici, et qui intéressent surtout les anthropologistes.

Ses dimensions sont également différentes, plus ou moins développées suivant les sujets.

Il est composé essentiellement d'un squelette cartilagineux recouvert de peau, dont la face externe présente une sé-

Fig. 1. — Face externe du pavillon de l'oreille.

1, Hélix ; 2, anthélix ; 3, tragus ; 4, antitragus ; 5, fossette de l'anthélix ; 6, lobule.

rie de replis et de saillies, dont on suivra très bien la description sur la figure 1.

Les saillies sont : l'hélix, l'anthélix, le tragus, l'antitragus et le lobule. Les dépressions sont : la conque, la fossette de l'anthélix et la gouttière de l'hélix.

La peau du pavillon de l'oreille se continue sans démarcation d'une part avec celle du conduit auditif et d'autre

part avec celle de la région mastoïdienne. Dans la concavité du pavillon, elle est recouverte de poils, renferme des
glandes sébacées et quelques glandes sudoripares.

Le pavillon est maintenu en place par deux *ligaments*
fibreux : l'un, l'*antérieur*, s'insère sur l'anthélix et va
de la région antérieure du pavillon au tubercule zygomatique, et, l'autre, le ligament *postérieur*, réunit la
concavité de la conque et la paroi postérieure du conduit
à l'apophyse mastoïde.

Trois muscles, dits extrinsèques, contribuent également
à maintenir plus qu'à mouvoir le cartilage auriculaire qui,
chez l'homme, est peu mobile : l'un *supérieur* prend insertion sur celui-ci, et s'insère, d'autre part, sur l'aponévrose
épicranienne ; l'*antérieur*, très mince, se perd également
sur cette aponévrose et sur l'arcade zygomatique ; le
troisième, *postérieur*, va prendre son insertion fixe sur la
base de l'apophyse mastoïde.

Mais ces muscles n'ont qu'un rôle très restreint chez
l'homme, n'imprimant au pavillon que des mouvements insignifiants, beaucoup plus marqués chez les
animaux.

Conduit auditif externe. — Le conduit auditif
externe est un véritable canal qui fait suite à la conque
et s'enfonce dans le rocher. Fibro-cartilagineux dans sa
partie externe, et osseux dans sa portion profonde, il se
termine au niveau de la membrane du tympan.

Forme. — Ce canal n'est pas cylindrique mais légèrement aplati d'avant en arrière ; sa section présente la
forme d'un ovale.

Direction. — Sa direction est très importante à connaître pour les examens du conduit et du tympan. La
portion cartilagineuse et la portion osseuse du conduit
se rencontrent, en formant un angle obtus, largement
ouvert en bas et en avant (fig. 2).

Le conduit cartilagineux est lui-même à son entrée

légèrement coudé en bas. Il conviendra donc, pour examiner le tympan, de redresser ces deux courbures en attirant le pavillon et, par conséquent, la partie mobile du conduit auditif externe, en haut et en dehors.

Fig. 2. — Coupe de l'oreille, du conduit et de la caisse (le pointillé indique la trompe d'Eustache).

DIMENSIONS. — La longueur du conduit auditif externe est de 24 à 25 millimètres au niveau de son axe.

Son calibre n'est pas le même en tous les points et le point le plus rétréci correspond à l'union du 1/3 moyen avec le 1/3 interne.

RAPPORTS. — Le conduit auditif externe présente schématiquement à considérer quatre parois : une paroi postérieure qui répond à l'apophyse mastoïde avec ses cellules limitrophes et le massif osseux du facial ; une paroi supérieure, séparée de la fosse cérébrale par une lame osseuse de 2 à 4 millimètres d'épaisseur, une paroi antérieure en rapport avec l'articulation temporo-maxillaire et une paroi inférieure qui confine à la loge parotidienne.

Le conduit présente, comme nous l'avons dit, deux portions : l'une externe membraneuse et l'autre profonde osseuse. Toutes deux sont revêtues de peau épaisse sur laquelle s'implantent des poils souvent très nombreux, qui gênent parfois l'examen. Elles contiennent des glandes sébacées et des glandes à sécrétion particulière, dites cérumineuses.

La portion membraneuse renferme un squelette cartilagineux incomplet qui occupe seulement ses parois antérieures et inférieures. Le reste du canal est complété par une lamelle fibreuse constituant une demi-gouttière postéro-supérieure qui s'unit avec la demi-gouttière cartilagineuse.

La portion profonde, uniquement osseuse chez l'adulte, est constituée aux dépens de l'os du tympan.

Les *vaisseaux et les nerfs* de l'oreille externe présentent une grande importance au point de vue pathologique. Les artères proviennent de l'artère temporale superficielle.

Les veines se jettent pour la plupart dans la jugulaire externe.

Les lymphatiques se dirigent suivant trois directions. Les uns vont aux ganglions préauriculaires, les autres aux ganglions mastoïdiens ; enfin, ceux du lobule se jettent dans les ganglions parotidiens. On conçoit que les inflammations du conduit se propageront à ces différents groupes ganglionnaires.

Les nerfs proviennent du maxillaire inférieur et du

plexus cervical superficiel. La portion interne du conduit reçoit en outre un rameau du pneumogastrique. Ceci explique les douleurs d'oreille dans les affections de la gorge, en particulier, dans celles du larynx de la région amygdalienne, et la toux provoquée par l'introduction d'un corps étranger et dans le conduit auditif externe.

Oreille moyenne.

L'oreille moyenne présente à étudier d'abord la *caisse du tympan*, la *trompe d'Eustache* et, secondairement, les *cavités annexes mastoïdiennes* avec leur contenant, l'*apophyse mastoïde*, dont il est indispensable de connaître la configuration et les détails.

OREILLE MOYENNE PROPREMENT DITE OU CAISSE DU TYMPAN. — On compare généralement l'oreille moyenne comme forme, à un tambour dont les deux parois sont déprimées et dont le tympan constitue la paroi externe et le promontoire la paroi interne.

On voit donc que la cavité tympanique a la forme d'une lentille biconcave.

Schématiquement, nous décrirons dans la caisse du tympan six parois : la paroi externe ou tympanique, la paroi interne ou labyrinthique, la paroi supérieure, la paroi inférieure, la paroi antérieure et la paroi postérieure.

1º **Paroi externe ou tympanique.** — La paroi externe n'est pas constituée uniquement par le tympan, comme on se le figure généralement. Celui-ci n'en occupe que les 3/5 environ ; le reste est formé par la paroi osseuse ou cadre osseux, plus prononcé en haut qu'en bas et sur lequel le tympan prend ses insertions.

a) **Tympan.** — Le tympan sépare, comme nous l'avons dit, le conduit de l'oreille moyenne. C'est une membrane mince, de forme sensiblement circulaire, très résistante, malgré sa minceur, puisqu'elle peut supporter, sans se rompre, des pressions de deux et trois atmosphères.

DIRECTION, OBLIQUITÉ. — Elle ne ferme pas verticalement le conduit auditif, mais elle est inclinée sur sa paroi inférieure (fig. 2), s'insérant à angle obtus sur le conduit osseux. Il en résulte que la paroi inférieure de ce conduit est beaucoup plus longue que la paroi supérieure. Cette obliquité est d'autant plus accentuée, que le sujet est plus jeune. Chez le fœtus, l'angle formé avec la paroi inférieure du conduit est de 30 à 35°; chez l'adulte, il est de 45°.

ASPECT DE LA MEMBRANE DU TYMPAN. — L'aspect du tympan est des plus importants à connaître, car c'est sur les modifications de *l'image otoscopique* que sont basés la plupart des diagnostics de l'oreille moyenne.

Le tympan est généralement visible chez les sujets à conduit large, simplement en attirant le pavillon en arrière et en haut.

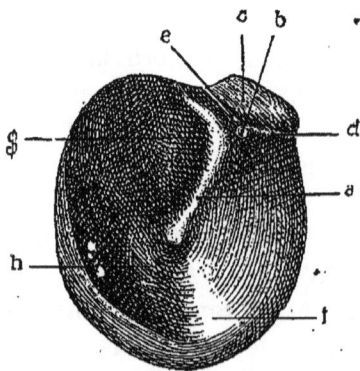

Fig. 3. — Membrane du tympan.

a, manche du marteau; *b*, son apophyse externe ou courte apophyse; *c*, membrane de Schrapnell; *d*, pli antérieur; *e*, pli postérieur; *f*, triangle lumineux; *g*, enclume; *h*, promontoire.

Le tympan normal se présente sous la forme d'une membrane blanc bleuâtre, transparente (fig. 3) de forme elliptique. Il présente au voisinage de son pôle supérieur, un point blanc jaunâtre. C'est la saillie de l'*apophyse externe* du marteau (*b*).

De celle-ci part, dirigée en bas et en arrière, une sorte de saillie blanc jaunâtre, qui n'est pas autre chose que le *manche du marteau*, dont l'extrémité inférieure s'arrête un peu au-dessous du centre de la membrane du tympan, au niveau d'une portion déprimée qu'on appelle l'*ombilic du tympan*.

De cet ombilic, se dirige en bas et en avant, une sorte de traînée lumineuse en forme de triangle allongé dont la pointe coïncide avec le centre de la membrane. C'est le *triangle lumineux* qui est dû à la réflexion des rayons lumineux à la surface de la membrane concave du tympan.

Le manche du marteau et le triangle lumineux forment un *angle obtus, ouvert en avant*. C'est sur les variations de cet angle que sont basées les variations d'appréciation de courbures de la membrane tympanique (Voy. plus loin).

De l'apophyse externe du marteau partent, en éventail, deux replis, les *plis de Prussak* : l'un, antérieur, l'autre postérieur, qui circonscrivent une sorte de membrane triangulaire flaccide, où le tympan semble le moins tendu. C'est la *membrane de Schrapnell*.

Lorsque le tympan est transparent, il laisse voir à travers lui, quelques détails de l'oreille moyenne, telles que la saillie du promontoire, la branche externe de l'étrier et, sous forme d'une ligne blanche horizontale, la corde du tympan.

DIVISION. — Comme on le voit, le tympan peut être divisé en deux portions, une partie inférieure : tympan proprement dit, et une portion supérieure : la membrane de Schrapnell.

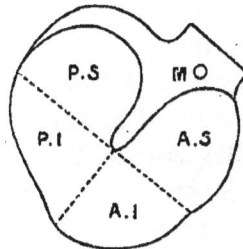

Fig. 4. — Division du tympan (schéma) en quadrants.

M, membrane de Schrapnell ; P.S., postéro-sup. ; P.I, postéro-infér. ; A.S., antéro-sup.: A.I., antéro-infér.

On peut schématiquement, après avoir fait passer une droite, suivant la direction du manche du marteau, et en menant une autre perpendiculaire à la première, considérer au tympan quatre segments (fig. 4), deux supérieurs, dnux inférieurs.

CONSTITUTION. — Constitué par une charpente fibreuse,

à fibres radiées et à fibres circulaires, le tympan est recouvert extérieurement par un revêtement cutané et intérieurement, du côté de l'oreille moyenne, par la muqueuse de la caisse.

Dans l'épaisseur de la couche fibreuse, vient s'insérer le manche du marteau, osselet qui reçoit, par conséquent, tous les mouvements qui lui sont communiqués par le tympan.

Un petit nerf, la *corde du tympan*, traverse également cette couche fibreuse dans sa portion supérieure et d'arrière en avant : on comprend les troubles gustatifs qui accompagnent certaines lésions de l'oreille.

b) **Paroi osseuse.** — La paroi osseuse constitue les 2/5 environ de la paroi externe. Ce cadre osseux est surtout développé en haut (fig. 2) où il mesure 5 à 6 millimètres, constituant le *mur de la logette*, ainsi nommé parce qu'il laisse en dedans de lui une sorte de recessus dans lequel se trouvent les osselets.

Le bord inférieur de ce cadre osseux limite également un recessus, mais beaucoup moins développé que le précédent ; il n'a que 2 millimètres.

2° **Paroi interne labyrinthique.** — On distingue tout de suite, lorsqu'on examine cette paroi, une sorte de saillie osseuse, plus ou moins mamelonnée, qu'on appelle *promontoire*. Le promontoire correspond au premier tour du limaçon et divise la paroi labyrinthique en deux portions : l'une antérieure, l'autre postérieure.

Dans la loge antérieure, on rencontre le *bec de cuiller*, qui loge l'extrémité interne du muscle du marteau.

La portion postérieure renferme la saillie du *canal de Fallope* qui, comme on le sait, contient le nerf facial ; au-dessous, on rencontre la *fenêtre ovale* sur laquelle vient s'insérer la platine de l'étrier ; plus bas, la *fenêtre ronde*, sorte d'orifice arrondi qui correspond à l'extrémité inférieure de la rampe tympanique du limaçon. A la partie tout à fait postérieure, on distingue une petite saillie osseuse dont l'extrémité libre est recourbée en crochet et percée d'une petite ouverture ; c'est l'orifice du *canal de la pyramide*, dans lequel est logé le *muscle de l'étrier.*

Cette configuration de la paroi interne nous explique, étant donnée la minceur de la paroi du canal de Fallope dans la caisse, la facilité avec laquelle les affections de l'oreille retentissent sur le nerf facial.

3° **Paroi supérieure ou cranienne.** — Elle est constituée par une mince lame osseuse qui sépare l'oreille moyenne du cerveau. Elle est parfois déhiscente, et en tout cas traversée par de minces vaisseaux qui font communiquer la muqueuse tympanique avec les méninges. On s'explique très bien la facilité avec laquelle les inflammations de la caisse pourront se propager à l'intérieur du crâne.

Notons dans cette portion supérieure de la caisse une petite région, qui présente une importance toute particulière, dont nous avons déjà parlé précédemment. C'est ce qu'on appelle l'*attique* ou *logette des osselets.* Cette logette a la forme d'une petite coupole, contient la portion supérieure des osselets et se continue en arrière vers l'aditus ad antrum. Elle est séparée de la caisse proprement dite par le corps des osselets et par un repli muqueux qui contribue à la cloisonner presque complètement. Aussi, il est commun de voir des inflammations se cantonner, se limiter à cette poche et présenter dans certains cas une symptomatologie tout à fait particulière (*suppurations de l'attique*, p. 139).

4° **Paroi inférieure ou jugulaire.** — Elle sépare la caisse du golfe de la veine jugulaire. Toujours mince, elle peut être déhiscente. Ce rapport nous fait comprendre la possibilité de la thrombose de la veine jugulaire de façon directe, sous l'influence des affections de l'oreille moyenne.

5° **Paroi antérieure.** — Elle est à la fois tubaire et carotidienne; on pourrait la dénommer *tubo-carotidienne;*

elle présente à sa partie supérieure l'orifice de la trompe. Dans sa portion inférieure, elle est constituée par une lamelle osseuse, mince, qui sépare la caisse du canal carotidien.

6° **Paroi postérieure ou mastoïdienne**. — Confinant à la mastoïde, elle présente à sa portion supérieure

Fig. 5. — Coupe de la mastoïde passant par la caisse, montrant l'antre (A) ; les cellules mastoïdiennes (B) ; l'aditus ad antrum (C).

l'orifice du canal tympano-mastoïdien ou aditus ad antrum, qui fait communiquer la caisse avec l'antre (fig. 5).

OSSELETS. — L'oreille moyenne contient chez l'adulte la chaîne des osselets qui comprend : le marteau, l'enclume et l'étrier (fig. 2).

Nous n'insisterons pas ici sur la description de ces petits os, contentons-nous de rappeler que l'on distingue au *marteau* une tête, un col, un manche qui s'insère sur le tympan ; qu'il est maintenu en place par des ligaments fibreux, antérieur et supérieur et externe et qu'un muscle, le muscle interne du marteau, ou tenseur de la membrane tympanique innervé par le trijumeau, prend son insertion sur le manche, et d'autre part dans le bec de cuiller. Le marteau s'articule par sa tête sur la base de l'enclume.

L'*enclume* présente lui-même deux branches : une longue ou inférieure qui vient s'articuler avec l'étrier par un petit renflement osseux qu'on appelle l'*os lenticulaire*, l'autre supérieure se dirige vers l'aditus. Un ligament fibreux suspend le corps de l'enclume à la paroi supérieure de la caisse.

L'*étrier* rappelle l'objet de ce nom, il présente deux branches, une tête qui s'articule avec la longue apophyse de l'enclume et une platine qui vient s'appliquer sur la fenêtre ovale. Un petit muscle vient s'insérer sur l'étrier au niveau de sa tête ; il part de la pyramide et se réfléchit sur celle-ci comme sur une poulie. Il est innervé par le nerf facial.

MUQUEUSE TYMPANIQUE. — La cavité du tympan est recouverte dans toute son étendue par une muqueuse à épithélium cylindrique, à cils vibratiles, sauf au niveau du tympan et sur la surface des osselets où elle est pavimenteuse stratifiée.

Les vaisseaux de la caisse ont des relations étroites avec ceux des méninges. Les veines en particulier se jettent en grande partie dans les veines méningées, d'autres vont vers le golfe de la jugulaire.

Ces relations font comprendre les phénomènes pyoémiques qui peuvent se transmettre directement, soit aux méninges, soit au golfe de la jugulaire, sans l'interposition de la mastoïde.

TROMPE D'EUSTACHE. — La trompe d'Eustache, canal qui fait communiquer l'oreille moyenne avec le naso-pharynx, a essentiellement pour rôle l'aération de la caisse, pour que l'air contenu à l'intérieur de celle-ci soit toujours à la même pression que l'air extérieur. Elle présente une longueur de 3 centimètres environ, prend son origine à la partie antéro-postérieure de la caisse et s'ouvre sur la paroi latérale du naso-pharynx.

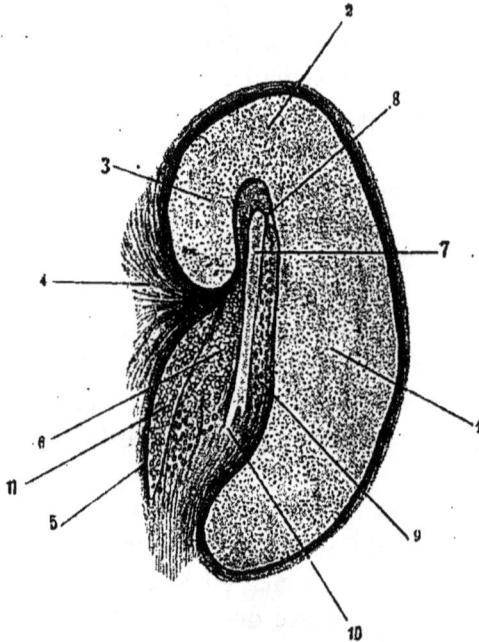

Fig. 6. — Coupe transversale de la trompe d'Eustache (Schwalbe).

1, Lame cartilagineuse interne ; 2, crochet tubaire ; 3, cartilage externe de la trompe ; 4, tendon du M. sphéno-staphylin ; 5, aponévrose salpingo-pharyngienne ; 6, couche graisseuse ; 7, lumière de la trompe ; 8, muqueuse ; 9, glandes muqueuses ; 10, repli muqueux ; 11, tissu graisseux.

Remarquons tout de suite que son origine se fait dans la caisse, en un point relativement élevé, de sorte qu'elle draine mal les liquides qui y sont contenus à l'état pathologique.

La trompe d'Eustache se compose d'une partie osseuse ou tympanique et d'une partie cartilagineuse ou pharyngée. Ces deux portions ont la forme de deux cônes communiquant par leurs extrémités en un point rétréci du conduit que l'on appelle l'*isthme de la trompe d'Eustache.*

La trompe a une direction oblique en avant et en dedans, de telle sorte que son orifice tubaire est à 2 centimètres et demi au-dessous de son orifice auriculaire. Elle présente la forme d'un conduit aplati d'avant en arrière, et ses parois opposées sont exactement accolées à l'état ordinaire.

Le calibre de la trompe, qui mesure 4 à 5 millimètres au niveau de l'orifice tympanique, 8 millimètres au niveau de l'orifice pharyngé, ne mesure que 2 millimètres de hauteur au niveau de l'isthme.

L'*orifice tubaire* que nous avons déjà décrit à propos du pharynx, présente une situation à peu près fixe, dont la connaissance a une grande importance au point de vue du cathétérisme. Schématiquement, on peut dire qu'il est situé à 10 millimètres environ de la queue du cornet inférieur, à 15 millimètres au-dessous de la base du crâne et à la même distance de la paroi postérieure du pharynx.

La lèvre postérieure de cet orifice fait une forte saillie, sous l'influence du bourrelet cartilagineux et soulève un pli muqueux, le *pli salpingo-pharyngien.* En arrière immédiatement de ce repli, se trouve la *fossette de Rosenmuller,* point de repère important dans le cathétérisme de la trompe (1).

La trompe est tapissée à son intérieur, par une muqueuse à cils vibratils dont les mouvements sont dirigés de l'oreille vers le pharynx.

La partie fibro-cartilagineuse est formée par une lame cartilagineuse qui constitue une sorte de gouttière à concavité inféro-interne qui se trouve complétée, sur son côté externe par une lame fibreuse qui forme, avec celle-ci, un canal complet (fig. 6).

Les deux parois de la trompe sont toujours, comme nous

(1) Voy. Guisez, Maladies du larynx, p. 2.

l'avons dit, exactement en contact et elles ne s'écartent que pendant les mouvements de déglutition.

Les muscles de la trompe, qui prennent insertion sur les régions osseuses voisines et le voile du palais et, d'autre part, sur la partie fibro-cartilagineuse de la trompe (*muscles péri-staphylins interne et externe*), sont chargés, par leur contraction lors des mouvements de déglutition, d'assurer la béance du canal et, du même coup, l'aération de la caisse.

Cavités mastoïdiennes. — Apophyse mastoïde.

Les cavités mastoïdiennes sont de véritables annexes et des sortes de dépendances de la caisse du tympan. Elles communiquent plus ou moins largement avec l'oreille moyenne.

Cette communication est constante pour l'une d'elles, à laquelle on donne le nom d'*antre mastoïdien*. Le développement de l'antre est variable, quelquefois moindre que celui des autres cellules de la mastoïde qui méritent, elles aussi, une description et une connaissance approfondie, car elles jouent le plus grand rôle dans l'histoire des suppurations auriculaires. Elles sont contenues dans une portion du temporal appelée « apophyse mastoïde ».

Apophyse mastoïde. — La *mastoïde* peut être décrite comme une sorte de pyramide triangulaire dont le sommet, ou pointe, est dirigé vers le bas, qui se continue en dedans avec le rocher, qui confine en avant au conduit auditif et en haut fait corps avec l'écaille du temporal.

Sa *surface externe* (fig. 7), que l'on appelle la *paroi chirurgicale de la mastoïde*, est limitée en haut par une saillie transversale : la *linea temporalis*, repère très important dans la trépanation mastoïdienne, indiquant au chirurgien la ligne de séparation de la cavité cranienne avec l'apophyse. Immédiatement au-dessous, s'étale une surface plane qui présente souvent une série de petits pertuis, très visibles, en particulier chez les sujets jeunes, la *tache criblée rétroméatique*. Cette surface correspond à la face externe de l'antre et c'est elle qu'il faut attaquer dans la trépanation mastoïdienne. Le bord antérieur de cette tache est limité par une petite saillie qui est également un point de repère dans la trépanation, mais qui manque parfois : c'est l'*épine de Henlé*.

Sur le 1/3 postérieur de la face externe de la mastoïde

Fig. 7. — Face externe de la mastoïde.

apparaît l'orifice de la *veine émissaire mastoïdienne*, mettant en communication la circulation intra et extra-cranienne. Par son bord inférieur et par le 1/3 postérieur de sa face externe, la mastoïde donne insertion aux fibres musculaires du muscle sterno-cléido-mastoïdien.

La *face inférieure* présente un orifice, le trou stylo-mastoïdien, d'où émerge le nerf facial.

La *face interne* correspond au rocher dans sa partie antérieure, dans sa partie postérieure elle loge le cervelet et elle est creusée d'une large gouttière pour recevoir *le sinus latéral*.

Quant à sa *face antérieure*, elle forme en grande partie la paroi postérieure du conduit auditif externe.

Antre et cellules mastoïdiennes. — L'antre mastoïdien est une cavité de situation à peu près constante, qui répond immédiatement en profondeur à la tache criblée ; celle-ci est située généralement à 10 ou 15 millimètres au-dessous de la corticale et communique avec la partie postéro-supérieure de la caisse par le canal *tympano-mastoïdien* ou *aditus ad antrum* (fig. 5). Cette cavité n'a malheureusement pas une forme et un développement constants ; elle est chez certains sujets très développée, chez d'autres, au contraire, elle peut être très réduite, parfois à la grosseur d'un grain de mil, ou même manquer tout à fait. Néanmoins, c'est par la recherche de cette cellule que l'on doit commencer dans tous les évidements de la mastoïde.

Cellules mastoïdiennes. — Les cellules qui creusent le reste de la mastoïde affectent des formes, des dimensions on ne peut plus variables. On a essayé de les grouper suivant leur situation, leurs connexions, mais toutes ces tentatives n'ont point abouti à une classification bien nette. Il suffit de savoir qu'elles peuvent exister partout, dans l'épaisseur du diploé mastoïdien, qu'elles ont des dimensions souvent considérables, qu'elles communiquent la plupart du temps les unes avec les autres. Elles se trouvent parfois *isolées*, renfermées dans une zone de tissu véritablement compact et leur recherche est alors des plus laborieuses. On peut les rencontrer en bas jusque dans la pointe de la mastoïde, en arrière jusqu'aux confins de l'occipital, en avant jusque sous la paroi du conduit auditif externe, en haut sous la paroi cranienne. Il faut être prévenu de ces faits pour ne point les oublier dans l'opération de l'évidement de la mastoïde.

Suivant le plus ou moins grand développement de ces

cellules, on distingue les mastoïdes en *pneumatiques*, lorsque les cellules sont très grandes, et en *diploïques*, lorsqu'au contraire elles sont très réduites et remplacées par du diploé. Chez certains sujets, en particulier chez les vieillards, l'os forme, au niveau de la mastoïde, un amas dur et compact ; ce sont les *mastoïdes scléreuses*.

Il est deux organes qui traversent la mastoïde et qui méritent de nous arrêter : c'est le sinus latéral et le nerf facial.

La situation de la *gouttière sinusale* est on ne peut plus variable. Elle est, à l'état normal, en rapport avec la paroi postérieure de la cavité antrale. Théoriquement, le sinus devrait être à 2 centimètres en arrière du conduit. En profondeur on ne devrait le rencontrer dans la trépanation qu'à 1 centimètre au moins de la surface de l'os, mais, en réalité, toutes les variétés peuvent s'observer. Il peut être très près du conduit, le toucher même, ou, au contraire, être très postérieur ; le sinus peut occuper, dans certains cas, une situation tout à fait superficielle. Il n'a donc point de situation fixe et cette variabilité doit rendre le chirurgien très prudent dans la trépanation de la mastoïde.

Le *nerf facial* effectue une portion de son trajet dans de l'os compact qui constitue la partie antérieure et inférieure de la mastoïde et le plancher de la portion initiale du conduit. C'est là ce qu'on appelle le *massif osseux du facial* dont la situation, heureusement à peu près fixe, doit être toujours présente à l'esprit au courant des interventions sur la mastoïde, le conduit, ou l'oreille moyenne (Voy. fig. 74, plus loin à propos des opérations sur la mastoïde).

Oreille interne.

L'oreille interne constitue l'appareil de perception de l'organe auditif. Elle comprend le *labyrinthe membraneux* qui est logé dans une capsule osseuse de tissu compact, le *labyrinthe osseux*.

Nous ne pouvons, dans le cadre de cet ouvrage, donner une description détaillée de ces différentes portions que l'on trouvera complètement faite dans tous les manuels d'anatomie.

Rappelons seulement que le labyrinthe membraneux ne remplit pas complètement le labyrinthe osseux et que entre les deux existe un liquide auquel on donne le nom de *périlymphe*.

Le labyrinthe membraneux est, lui aussi, rempli d'un liquide, l'*endolymphe*.

Labyrinthe osseux. — Il comprend une cavité centrale, le *vestibule*, dans lequel viennent déboucher les trois *canaux semi-circulaires* qui sont situés en arrière de lui, et le *limaçon* qui vient s'ouvrir sur sa paroi antérieure.

Le vestibule communique avec l'oreille moyenne par l'intermédiaire de la fenêtre ovale.

Les canaux semi-circulaires, au nombre de trois, dirigés comme les trois dimensions de l'espace (transversal, antéro-postérieur, horizontal), forment trois anses qui s'ouvrent dans la cavité vestibulaire.

Le limaçon débouche en avant du vestibule. Il a, comme l'indique son nom la forme d'une sorte de tube creux, enroulé autour d'un axe. Ce tube est divisé en deux loges par la lame spirale : la *rampe tympanique* qui aboutit à la fenêtre ronde, et la *rampe vestibulaire* qui s'ouvre dans le vestibule.

Labyrinthe membraneux. — Il comprend deux cavités : l'*utricule* et le *saccule*, réunies l'une à l'autre par le *canal endolymphatique*.

Les canaux semi-circulaires membraneux qui n'occupent que le quart environ des canaux osseux, s'ouvrent tous dans l'utricule.

Le limaçon **membraneux** ne **remplit** également qu'une partie du limaçon osseux. C'est dans son intérieur que l'on rencontre les fibres de Corti et l'*organe de Corti* qui est le véritable organe de l'audition.

Le périlymphe reçoit les vibrations venues de l'extérieur par l'intermédiaire des fenêtres ronde et ovale et les transmet à l'endolymphe qui remplit le labyrinthe membraneux dans lequel baignent les terminaisons du nerf auditif.

PHYSIOLOGIE DE L'OREILLE

L'organe de l'ouïe sert à la fonction de *l'audition*, mais il a aussi comme rôle, de régler l'*équilibre du corps*.

Le pavillon de l'oreille recueille les ondes sonores, les renforce et les réfléchit vers le conduit auditif. Celui-ci les transmet au tympan, qui vibre en faisant corps avec la chaîne des osselets (Politzer).

Dans les conditions ordinaires, les vibrations sonores sont transmises par l'air, à l'oreille interne. C'est là la *transmission par voie aérienne* ; mais l'excitation labyrinthique peut se faire également par voie osseuse, c'est ce qu'on appelle la *voie ostéo-cranienne*.

Le jeu des osselets est facile à comprendre ; ceux-ci se meuvent les uns sur les autres, comme par une sorte de mouvement de sonnette, le marteau reçoit les vibrations de la membrane du tympan, les communique à l'enclume qui les transmet à l'étrier, et, par conséquent, à la fenêtre ovale. De la sorte, les ondes sonores arrivent au périlymphe.

Mais, pour transmettre ces sons, une certaine tension de la membrane du tympan est nécessaire. Cette tension est réglée par le jeu de petits muscles : muscle du marteau et muscle de l'étrier.

Le *muscle du marteau* est véritablement *tenseur* de la membrane du tympan, il accommode le tympan, le mettant en situation la plus appropriée pour transmettre les ondes sonores qu'il reçoit.

Le *muscle de l'étrier*, au contraire, agit en sens inverse du précédent ; il attire l'étrier et empêche une compression trop forte du labyrinthe, cela lorsque les ondulations arrivent trop énergiques au niveau de la membrane de la fenêtre ovale.

Le labyrinthe membraneux communique à l'endolymphe de l'oreille interne les ondes qu'il reçoit et qui finalement viennent impressionner les terminaisons du nerf auditif.

On voit donc que le tympan et la chaîne des osselets ne sont point indispensables à l'audition et que les ondes sonores peuvent être transmises directement à la membrane de la fenêtre ovale. C'est ce qu'on observe à l'état pathologique, dans les suppurations de l'oreille ou après l'opération de l'extirpation des osselets.

Cet ensemble (tympan, osselets) a plutôt une *action d'accommodation et de protection*, transmettant mieux les sons aigus et les sons graves à l'oreille interne, supprimant les impressions désagréables en particulier pour les sons très aigus.

Une certaine quantité d'air est nécessaire aux vibrations du tympan et il est indispensable, pour le jeu de cette membrane et des osselets, que la pression de l'air comprise dans l'oreille soit égale à celle de l'air extérieur. C'est la trompe d'Eustache qui a pour rôle cette régulation de la pression. Si l'entrée de l'air dans la caisse du tympan est supprimée par l'occlusion de la trompe, celui-ci est bientôt résorbé ; il en résulte alors un enfoncement de la membrane du tympan, et par conséquent une augmentation de la pression labyrinthique, il ne tarde pas aussi à se produire dans la caisse des phénomènes secondaires de stase sanguine et de catarrhe par transsudation.

La pression de l'air à l'intérieur de la caisse peut être augmentée par une forte expiration, par exemple, en essayant de souffler, la bouche et les narines fermées (expérience de Valsalva). Au contraire, la pression intratympanique peut être diminuée en exécutant un mouvement de déglutition, le nez et la bouche restant fermés (expérience de Toynbee).

II. — EXAMEN DE L'OREILLE.

Lorsqu'un malade vient nous consulter pour une affection de l'oreille, il convient, avant d'examiner l'organe malade, de procéder à son *interrogatoire.*

L'*examen* de l'oreille proprement dite comporte successivement celui des différentes parties que nous avons décrites au chapitre de l'Anatomie clinique, c'est-à-dire :

1º L'examen de l'oreille externe (pavillon, conduit auditif et tympan) ;

2º L'examen de l'oreille moyenne ;

3º L'examen de l'oreille interne.

Interrogatoire du malade.

Le malade attire tout de suite notre attention sur certains points particuliers.

Tantôt il se plaint de mal entendre, de *surdité*, tantôt il accuse des bruits surajoutés à l'audition, des *bourdonnements* ; d'autres fois, il ressent en même temps généralement que les deux symptômes pénibles précédents, des *vertiges* et enfin, dans certains cas, il attire votre attention sur des *phénomènes douloureux* qui se passent du côté de l'oreille (otalgie), ou il vous signale un *écoulement purulent* qui s'y est déclaré.

Troubles de l'audition.

SURDITÉ — C'est l'altération la plus fréquente qui amène le patient dans votre cabinet. Vous devez lui

demander depuis combien de temps il entend mal, chose
qu'il lui est quelquefois assez difficile de préciser dans les
surdités à marche progressive et unilatérales. Du reste,
cette altération ne lui est révélée, dans la plupart des cas,
que par les modifications dans l'audition de certains bruits
familiers; par exemple, il s'aperçoit qu'il n'entend plus sa
montre que d'une oreille.

L'ouïe peut être abolie de façon complète, c'est-à-dire
qu'aucun son émis dans des conditions normales n'est plus
transmis par la voie aérienne, mais cela est plutôt rare.

Suivant les cas, l'audition peut être plus difficile pour
les sons aigus que pour les sons graves ou inversement.
On admet généralement que la perte de perception des sons
aigus indique une altération de l'organe de perception
(oreille interne). Au contraire, la difficulté à entendre les
sons graves caractérise les affections de l'appareil de
transmission (oreille moyenne ou externe).

On étudie la *capacité auditive* du malade, en élevant
et en abaissant alternativement la voix, ou en faisant vibrer
devant son oreille certains objets (diapason, sifflet), en
lui faisant entendre certains bruits familiers (montre, etc.).

L'audition peut être altérée dans quelques cas de façon
un peu particulière; c'est ainsi que quelquefois il se produit ce qu'on appelle la *paracousie* (de Willis): certains
sourds entendent mieux quand on leur parle dans le bruit,
en chemin de fer, que dans un endroit silencieux. C'est là
un phénomène assez difficile à expliquer.

Quelquefois, le même son émis devant un sujet est
entendu avec deux tonalités différentes; c'est ce qui
constitue la *diplacousie*; quelquefois aussi, le son, au lieu
d'être perçu de façon moins nette, donne lieu au contraire
à une perception exagérée, le moindre bruit impressionne
désagréablement le malade, c'est ce qu'on appelle l'*hyperacousie*, commune au début de quelques affections du
labyrinthe.

BOURDONNEMENTS D'OREILLE. — Le malade peut se plaindre d'entendre des bruits subjectifs surajoutés à l'audition ordinaire, il a des *bourdonnements d'oreille*. Les bourdonnements ont un timbre tout à fait variable, ils sont comparés par le malade, soit au bruit de mouches qui volent, ou au bruit de coquillage, ou à un sifflement et il est assez difficile de pouvoir rattacher ces différents bruits à une affection de telle ou telle partie de l'oreille.

Ils se produisent dans les affections de la caisse du tympan, dans les affections du labyrinthe et aussi sous l'influence de certaines modifications de la pression sanguine à l'intérieur de l'oreille (anémie, hyperémie); ils sont parfois synchrones aux pulsations cardiaques : le malade **entend son pouls dans l'oreille.**

Ces bourdonnements sont très gênants parce qu'ils sont permanents et parce qu'ils entravent l'audition, se surajoutant aux sons proprement dits. Ils prennent même, dans certains cas, à eux seuls, l'allure d'une véritable maladie.

VERTIGES. — Les phénomènes vertigineux sont fréquents chez les sourds. Il est nécessaire de les interroger dans ce sens, car habituellement ils ne rapportent pas ces vertiges à leur affection de l'oreille et il les attribuent à un mauvais fonctionnement de l'estomac ou à des phénomènes migraineux.

Le vertige auriculaire présente des caractères particuliers. Il est accompagné de bourdonnements et de surdité, augmente lorsque le malade ferme les yeux, et est plus accentué lorsqu'il marche, ou lorsqu'on lui fait réunir les pieds, ou s'il se tient sur un seul pied. Lorsqu'il est très marqué, le vertige s'accompagne de nausées et de vomissements, tous caractères qui sont propres au vertige auditif.

DOULEUR. — La douleur ressentie par le malade est

variable suivant l'affection qui l'amène à demander conseil.
Pour tout ce qui concerne les troubles chroniques de
l'oreille, elle est souvent nulle. Mais les douleurs peuvent
être très marquées dans toutes les affections inflammatoires aiguës de l'oreille ou de ses cavités annexes et
dans l'otite aiguë, par exemple, elles sont des plus vives.
L'otalgie peut avoir un caractère sourd, profond ; elle
peut présenter des paroxysmes avec irradiations vers
la région mastoïdienne ou dans toute la tête et empêcher
tout sommeil.

Les phénomènes douloureux se rencontrent aussi bien
dans les affections de l'oreille externe que dans celles de
l'oreille moyenne. Toutefois, il s'agit parfois de lésions
de voisinage (abcès, séquestre mastoïdien).

La recherche des points douloureux à la pression prend
parfois une grande importance diagnostique, pour diffé-
rencier entre elles ces différentes affections.

Il faut bien savoir aussi qu'un certain nombre de phénomènes douloureux peuvent exister dans l'oreille comme
dans toute autre région du corps *sine materia*. Il s'agit
alors de symptômes purement nerveux et l'***algie hystérique*** de l'oreille a été bien décrite dans ces derniers temps. La douleur est ici étendue, superficielle, sans
caractère bien fixe, pouvant se déplacer ; tous signes qui
permettent de reconnaître l'hystérie de l'oreille.

Examen de l'oreille externe. Otoscopie.

*EXAMEN DIRECT SANS LE SECOURS D'INS-
TRUMENTS.* — Tout comme pour le nez, l'examen
de l'oreille externe doit être fait de façon directe :
à un premier coup d'œil, on peut se rendre un compte
exact des modifications de forme du pavillon et de l'entrée
du conduit en leur laissant leur configuration naturelle.
C'est ainsi que l'on découvre des furoncles, des plaques

·d'eczéma qui autrement passeraient inaperçus. Chez
certains malades dont le conduit auditif est large et peu·
coudé, on peut sans spéculum examiner le conduit auditif

Fig. 8. — Examen de l'oreille sans spéculum.

externe et le tympan. Il suffit de redresser la courbure
naturelle du conduit et de faire bâiller le méat, en
attirant d'une main le pavillon en haut et en arrière et en
appuyant de l'autre sur le tragus que l'on repousse
légèrement en avant (fig. 8).

Mais généralement on est obligé de recourir à des *spéculums*.

INSTRUMENTS. — *SPÉCULUMS*. — Les spéculums employés aujourd'hui par tous les auteurs sont toujours tubulaires. Ils dérivent tous du spéculum de Toynbee, sorte de tube cylindro-conique à large pavillon externe.

Les meilleurs sont les spéculums courts à large pavillon. Ils ont pour rôle, en effet, simplement de redresser la courbure du conduit et de réfléchir vers le tympan les rayons issus de la source lumineuse (fig. 9).

Fig. 9. — Spéculum de Politzer.

Un jeu de spéculums est nécessaire en comprenant trois ou quatre de différents diamètres. Ils seront en métal, facilement stérilisables, nickelés pour bien réfléchir la lumière vers le conduit. Choisissez vos spéculums le plus large possible, permettant l'inspection de la totalité de la membrane du tympan.

Les *spéculums bivalves* (fig. 10), autrefois employés, sont aujourd'hui abandonnés, car ils sont douloureux pour le malade et éclairent moins que les spéculums pleins; exceptionnellement, ils peuvent servir dans les atrésies du méat.

SOURCES LUMINEUSES. — Le meilleur éclairage est encore ici la lumière naturelle, malheureusement, elle est souvent inutilisable

Fig. 10. — Petit spéculum bivalve de Mahu.

ou fait souvent défaut. On se sert alors, comme pour les autres cavités, d'une lumière artificielle et du *miroir frontal, miroir de Clar* (fig. 2, tome 1).

L'emploi du SPÉCULUM DE SIEGLE est aujourd'hui d'un

usage courant dans l'examen de l'oreille et en particulier du tympan.

Cet appareil se compose (fig. 11) d'un spéculum ordinaire auquel est adapté un cylindre coupé en biseau et fermé par une lame de verre inclinée à 45 p. 100, dont l'inclinaison empêche qu'une portion de lumière réfléchie ne vienne impressionner l'œil de l'observateur. Un tube conduisant à une poire en caoutchouc vient s'adapter à la partie

Fig. 11. — Spéculum de Siegle, en caoutchouc.

moyenne de l'appareil. En pressant et relâchant alternativement la poire, le spéculum étant introduit dans l'oreille, on amène la condensation et la raréfection de l'air dans le conduit auditif. Les meilleurs spéculums de Siegle, les plus faciles à stériliser, sont ceux qui sont entièrement métalliques, sur lesquels s'adaptent des spéculums de différents calibres.

POSITION DU MALADE. — Le malade est assis latéralement à la lumière, il tourne légèrement la tête, l'incline un peu, de façon à présenter sa face latérale au médecin qui fait l'examen (fig. 12).

Ce dernier doit être assis sur un siège un peu plus
bas que celui du malade.

S'il s'agit d'un enfant, l'examen peut se faire, celui-ci

Fig. 12. — Examen de l'oreille avec le spéculum.

étant maintenu assis sur les genoux d'un aide. Mais si
l'examen est difficile, si l'enfant est indocile, la position
couchée dans le décubitus latéral est préférable.

TECHNIQUE. — On commence par éclairer le méat
auditif, puis tenant le spéculum d'une main, tandis que de

l'autre on exerce une traction sur le pavillon de l'oreille pour l'attirer en haut et en arrière, on introduit l'instrument *doucement* et à l'aide de petits mouvements de rotation si l'on rencontre ou prévoit un obstacle. On fixe ensuite le spéculum avec l'index et le pouce de la main gauche, tandis que, de la droite restée libre, on va manier les instruments (stylet, porte-coton).

Pour bien voir, on devra approcher le plus possible l'œil de l'oreille à examiner. On aperçoit à travers le spéculum la peau du conduit auditif, blanche, mate et la coupant à sa portion toute postérieure le tympan qui se montre sous la forme d'un diaphragme transversal.

Il faut déplacer le spéculum, le mouvoir en lui imprimant des mouvements d'abaissement, d'élévation et d'inclinaison, pour inspecter successivement les différentes parois du conduit et les différentes portions de la membrane tympanique (fig. 12).

EXAMEN DU TYMPAN. — Nous savons (Voy. p. 7) quel est l'aspect normal du tympan.

Rappelons simplement ici que des points de repère bien précis doivent être établis pour juger des modifications de forme et d'aspect du tympan. La direction et l'obliquité de la longue apophyse du marteau dirigée en bas et en arrière, le triangle lumineux, l'aspect normal blanc grisâtre du reste du tympan doivent être, au moment de l'examen, présents à l'esprit de l'observateur.

La *coloration* du tympan peut varier soit plus blanche qu'à l'état normal (sclérose tympanique), soit plus rouge (otite aiguë). Ces modifications ont une grande importance au point de vue pathologique.

L'œil apprécie les variations *de forme* du tympan d'après les changements d'aspect du triangle lumineux, celui-ci étant d'autant plus étroit et allongé que le tympan est plus concave ; mais il en juge surtout d'après les modifications de l'angle ouvert en avant, formé par la rencontre du

manche du marteau et du triangle lumineux. Normalement
cet angle mesure 50° : il se ferme quand le tympan
s'enfonce, il s'ouvre quand il se redresse.

L'appréciation de la *mobilité* du tympan doit compléter
l'examen de l'oreille et le spéculum pneumatique de
Siegle peut nous fournir ce renseignement. Le spéculum est
introduit dans l'oreille comme un spéculum ordinaire, de
façon qu'il obture le plus parfaitement possible le conduit.
De la main restée libre, on imprime à la poire des mouvements alternatifs de compression et de décompression.
L'observateur suit à travers la lame en verre les mouvements oscillatoires imprimés à la membrane du tympan.

Trois précautions sont indispensables pour la réussite
de cet examen avec le spéculum de Siegle.

1° Il faut *chauffer* légèrement la glace immédiatement
avant l'examen, sinon l'effet du vide amène la condensation de la buée de l'air contenu dans le conduit et brouille
la glace.

2° L'*obturation du conduit doit être parfaite :* il convient
d'adapter l'embout qui est approprié aux dimensions du
conduit. En le garnissant d'une rondelle de caoutchouc,
d'un fragment de tube de caoutchouc, on réalise une obturation aussi complète que possible.

3° Une *grande douceur* est à recommander car une
aspiration brusque peut impressionner péniblement le malade, de même une forte compression détermine parfois du
vertige.

L'exploration de la mobilité du tympan est des plus
importante ; à l'état pathologique, elle se traduit tantôt par
une diminution due à des adhérences, cicatrices, ankylose
des osselets, tantôt au contraire par une exagération nous
montrant le relâchement du tympan. Le spéculum de Siegle
peut en outre, dans l'otite suppurée, nous révéler l'existence et le siège précis d'une perforation du tympan, par
l'aspiration mécanique du pus qu'il produit à son niveau.

Ce qu'il ne faut pas faire. — On ne doit jamais introduire de spéculum dans le conduit avant d'en avoir fait l'éclairage et l'examen sans instruments.

On reconnaîtra ainsi les obstacles qui peuvent rendre l'introduction du spéculum difficile : ce sont parfois les poils du conduit : il est toujours facile de remédier à cet inconvénient en les coupant ou en les collant avec un peu de vaseline. Le conduit peut être dans certains cas très étroit du fait d'une conformation naturelle, ou bien du gonflement des téguments superficiels (otite externe, furoncle). Il convient alors d'employer un instrument approprié, soit un spéculum très étroit, soit, dans le cas d'œdème, un spéculum dilatateur, celui de Hartmann ou celui de Mahu (fig. 10).

Une faute commune chez les débutants consiste à *introduire le spéculum trop profondément* ou dans une mauvaise direction. Son extrémité butte alors sur la paroi postérieure du conduit et éveille chez le malade des sensations très douloureuses : la sensibilité du conduit auditif est en effet très vive. Le moindre attouchement peut provoquer des douleurs de la toux et chez certains sujets des phénomènes réflexes pénibles (nausées).

N'oubliez pas que le spéculum est un instrument qui doit servir simplement à redresser le conduit. Aussi on n'emploiera que des spéculums courts, toujours suffisants pour l'examen et bien plus maniables.

Des replis épithéliaux, du cérumen, du pus peuvent masquer le tympan et boucher plus ou moins le conduit; il convient de les enlever au préalable soit à l'aide d'une injection d'eau faite suivant certaines règles (Voy. plus loin, p. 63), soit à sec à l'aide du porte-coton.

La lumière du spéculum étant forcément restreinte, on ne verra qu'une portion du tympan dans une position déterminée de l'instrument, il convient de l'incliner dans tous les sens en lui faisant exécuter des mouvements autour de son axe, en attirant d'autre part le pavillon, sinon l'on n'aura qu'une idée bien incomplète de la configuration réelle du tympan.

EXPLORATION AU STYLET. — L'exploration et le toucher à l'aide du stylet doivent compléter l'examen fourni par la vue.

On se sert pour cette exploration de stylets légèrement coudés à leur extrémité, terminés par une boule protec-

Fig. 13. — Stylet à oreilles.

trice. Ils doivent être aussi fins et aussi souples que possible (en argent de préférence), car leur contact est toujours pénible à supporter (fig. 13).

Le toucher au stylet permet de se rendre compte de la plus ou moins grande flaccidité de la membrane du tympan, la dureté spéciale du fond de la caisse, l'existence de points d'ostéite, l'insertion d'un polype, etc. L'exploration au stylet doit être faite avec une grande légèreté de main, car elle est très douloureuse et faite brutalement, elle peut amener des traumatismes.

EXAMEN DU PHARYNX ET DU CAVUM. — Systématiquement, chaque fois que l'on aura une oreille à examiner, on pratiquera suivant les règles et la technique que nous avons énumérées dans le précédent volume, l'examen du cavum et du pharynx. On trouvera là la raison d'être, la cause initiale de la plupart des affections de l'oreille. Les végétations, les amygdales hypertrophiées constituent des foyers de suppuration qui entretiennent, par l'intermédiaire de la trompe, les écoulements d'oreille, etc.

Examen de l'oreille moyenne.

Pour que l'oreille moyenne fonctionne bien, il faut qu'il y ait une certaine quantité d'air à son intérieur et son aération doit être faite de temps à autre par le libre jeu de la trompe d'Eustache.

L'examen de l'oreille moyenne doit donc comporter également celui de la trompe d'Eustache.

Le moyen le plus souvent employé pour reconnaître si la trompe d'Eustache est perméable, c'est le cathétérisme avec la sonde d'Itard ; mais l'air peut être envoyé directement dans la trompe à l'aide de procédés plus simples et sans cathéter.

Il y a donc deux méthodes principales pour envoyer et insuffler de l'air dans la caisse : l'*insufflation sans cathéter* et l'*insufflation avec cathéter*.

On conçoit très bien que la première ne sera applicable que lorsqu'il n'existe qu'un obstacle passager, et non matériel de la trompe. Au contraire, l'usage du cathéter et même le *bougirage*, c'est-à-dire l'introduction de bougies dans l'intérieur de la trompe, seront nécessaires lorsqu'elle est obstruée.

Que l'on emploie l'un ou l'autre de ces procédés, il est indispensable de contrôler si, au moment de l'insufflation, l'air pénètre bien dans l'oreille moyenne par ce qu'on appelle l'*auscultation de l'oreille*.

AUSCULTATION DE L'OREILLE. — L'auscultation seule permet de reconnaître si l'air pénètre véritablement dans la caisse. En effet, lorsqu'on interroge le malade pour savoir si l'air pénètre ou non dans son oreille, il vous renseigne très mal ; il n'a point, surtout au début, acquis l'expérience suffisante pour s'en rendre compte lui-même.

Il faut ausculter l'oreille à l'aide d'un tube otoscope, simple tuyau de caoutchouc, mesurant 1 mètre à ·1^m,50 de longueur et 5 à 6 millimètres de diamètre. Ce tube est terminé à ses deux extrémités par deux embouts olivaires (fig. 14) ; l'une des extrémités est introduite dans l'oreille du médecin, tandis que l'autre est introduite dans l'oreille du malade.

L'extrémité destinée à l'oreille du malade devra être munie d'embouts différents permettant de mieux les adapter au calibre de l'oreille et en faciliter la désinfection.

Fig. 14. — Tube otoscope.   Fig. 15. — Embouts d'otoscope en verre.

Les embouts coniques olivaires de Lubet-Barbon remplissent ces différentes conditions (fig. 15).

Lorsque l'on envoie de l'air dans la trompe, le médecin qui ausculte, entend, si celle-ci est normale, un souffle un peu rude qui lui est transmis par l'intermédiaire du tube. Si la trompe est rétrécie, il perçoit une sorte de bruit plus ou moins faible et plus ou moins aigu ; si, au contraire, elle est large c'est une sorte de souffle à timbre fort et grave. Dans les rétrécissements de la trompe, le bruit entendu peut être intermittent ; s'il y a du liquide dans la caisse, on perçoit des sortes de râles sous-crépitants.

Pour que l'auscultation soit utile, il faut qu'il n'y ait aucune interruption le long du tube, il faut prendre garde qu'il ne frotte sur les vêtements du malade ; il faut éviter aussi que le malade, sous le prétexte de vous aider, le tienne d'une main, car alors les bruits ne sont plus transmis à votre oreille.

INSUFFLATION DIRECTE DANS LA TROMPE ET L'OREILLE (SANS CATHÉTERS). — Trois procédés différents peuvent être employés pour arriver à aérer la caisse sans sonde :

Le procédé de Valsalva, le procédé de Politzer et le procédé de Toynbee.

Procédé de Valsalva. — Ce procédé se pratique de la façon suivante.

Le malade obture bien exactement ses narines d'une main et ferme la bouche, il fait alors un violent effort d'expiration : Sous l'influence de la pression, l'air doit pénétrer dans la trompe, l'aération de l'oreille moyenne résulte de la compression de l'air contenu dans le pharynx nasal. Le malade se rend compte que l'air a bien pénétré par le souffle brusque qu'il entend dans l'oreille. Le médecin qui ausculte avec le tube otoscope perçoit également une sorte de claquement bref correspondant à l'ouverture brusque de la trompe d'Eustache.

On conçoit que le Valsalva ne réussit que si la trompe est tout à fait perméable et si le malade peut exécuter cette manœuvre. Il est inapplicable aux enfants.

Procédé de Politzer. — Ce procédé repose sur ce fait qu'au moment de la déglutition, la trompe s'ouvre et est disposée à recevoir l'air sous pression qui y est envoyé. Si l'on vient donc à faire exécuter au malade un mouvement de déglutition et qu'à ce moment précis, on comprime de l'air dans le naso-pharynx, celui-ci pénétrera par l'intermédiaire de la trompe dans l'oreille moyenne et l'aération sera réalisée.

Technique. — Le sujet met dans sa bouche une gorgée de liquide ; dans une de ses narines, il introduit l'embout de la poire à insufflation de Politzer (fig. 16). Il obture hermétiquement la narine opposée et sert fortement l'olive qui est introduite dans la fosse nasale. Il presse de la main restée libre sur la poire au moment précis où le malade avale la gorgée d'eau.

Dans la manœuvre de Politzer, il faut bien faire atten-

Fig. 16. — Insufflation par le procédé de Politzer
(Déglutition du liquide).

tion qu'il y ait un synchronisme parfait entre le moment où l'on presse sur la poire et celui où le malade avale, sinon la manœuvre devra être recommencée. Il faut aussi introduire l'olive bien exactement dans la narine et l'obturer aussi complètement que possible.

Le *tube de Gellé* (fig. 17) remplace avantageusement l'embout olivaire de la poire de Politzer dans la majorité des cas; il est beaucoup plus malléable, mieux supporté par le malade et se désinfecte plus facilement.

Certaines modifications ont été apportées au procédé de Politzer par différents auteurs. C'est ainsi que Lucæ utilise le mouvement du voile pendant la phonation. Il conseille de faire émettre au malade la voyelle « a » au moment où il insuffle de l'air avec la poire.

Gruber conseille de faire émettre la syllabe « ouk » au moment où on insuffle l'air.

Lévy fait gonfler la bouche, les lèvres étant tenues closes.

Tous ces procédés, certainement plus simples que celui enseigné par Politzer, lui sont néanmoins infé-

Fig. 17. — Poire à air de Politzer. avec tube de Gellé.

rieurs, parce que les mouvements imprimés par eux à la trompe sont bien moins marqués que ceux amenés par la déglutition.

Chez le tout jeune enfant, il est toujours difficile de faire ces différentes manœuvres; or, c'est chez lui surtout que l'on est obligé de recourir à l'insufflation directe sans cathéter, car l'enfant ne supporte pas l'introduction de cet instrument. Mais, la trompe est très large dans l'enfance, et il suffit en réalité de presser sur la poire, la bouche du petit malade étant au préalable fermée et les narines bien obturées, pour faire pénétrer l'air dans la caisse. Ce procédé réussit d'autant mieux que l'enfant se débat ou essaie de crier pendant l'insufflation.

Le procédé de Politzer, surtout tel qu'il a été indiqué par le Maître viennois, est d'une grande utilité. Jamais, si on le fait avec modération, on n'a observé d'accidents du côté de l'oreille par suite de son emploi. Le seul reproche qu'on peut lui faire est celui d'aérer simultanément les deux oreilles, et comme il pénètre plus d'air dans l'oreille saine que dans celle dont la trompe est obstruée, il peut amener, si on le répète, des phénomènes de distension du côté de la membrane tympanique, qui ne sont point sans inconvénients.

Procédé de Toynbee. — Le procédé de Toynbee a pour but de faire circuler l'air dans la trompe de la caisse vers le naso-pharynx. Pour exécuter cette manœuvre, il suffit de fermer les lèvres et les narines et d'exécuter un mouvement de déglutition. L'air se trouvant raréfié dans le naso-pharynx, celui qui est contenu dans la caisse se trouve attiré vers cette cavité et circule de ce fait de l'oreille vers l'arrière-nez par l'intermédiaire de la trompe.

CATHÉTÉRISME DE LA TROMPE D'EUSTACHE. — Le cathétérisme de la trompe d'Eustache permet de réaliser de façon plus précise que tous ceux que nous venons de décrire l'aération de l'oreille moyenne. C'est à la fois un mode d'examen de l'oreille et de traitement d'un grand nombre d'affections.

INSTRUMENTS. — Pour pratiquer le cathétérisme, trois instruments sont nécessaires : la poire à insufflation, le cathéter, et le tube otoscope.

CATHÉTERS. — Les cathéters peuvent être en caoutchouc, en ébonite durcie, ou en métal.

A part quelques indications de sensibilité toute spéciale, de la part du malade, disons tout de suite qu'il vaut mieux avoir recours au cathéter métallique, d'une désinfection beaucoup plus facile et qui garde mieux la forme qu'on lui imprime. Il a aussi l'avantage de laisser reconnaître plus facilement les points de repère quelquefois si difficiles à trouver.

Le cathéter (fig. 18) est muni à son extrémité distale d'un petit anneau dont la situation et la direction correspondent au bec de l'instrument. Une fois introduit dans le nez, l'anneau sera le seul guide qui nous indiquera la situation de ce bec.

Celui-ci doit être légèrement renflé, arrondi et mousse pour ne point léser la muqueuse qu'il va frôler. Le pavillon du cathéter devra présenter une forme

Fig. 18. — Cathéter Fig. 19. — Bocal en verre pour tenir les sondes
d'Itard.   dans un liquide aseptique.

telle qu'il reçoive bien exactement l'embout de la poire à air.

Le diamètre des sondes doit être approprié aux cas que l'on a à soigner. On doit en avoir dans son arsenal de trois sortes : les plus minces ayant 1 millimètre et demi de diamètre, des moyennes et des grosses qui mesurent 3 millimètres.

La courbure des sondes doit être modifiée à volonté.

La poire qui sert à faire l'insufflation est celle de Politzer à laquelle on adapte un embout conique qui s'ajuste exactement sur le pavillon de la sonde.

TECHNIQUE DU CATHÉTÉRISME. — Le malade est assis, la tête légèrement renversée et immobile pendant toute la durée de l'opération. L'opérateur est placé debout et à droite du malade, son oreille est reliée à celle du patient par le tube otoscope (fig. 20).

L'anesthésie de la fosse nasale, et en particulier de la région postérieure, sera au préalable pratiquée parce qu'elle facilite l'introduction de l'instrument, en dilatant légèrement le conduit nasal (grâce au pouvoir rétractile de la cocaïne), et d'autre part elle évite toute douleur chez un sujet pusillanime.

Premier temps. — Le médecin prend de la main droite la sonde au niveau du pavillon, entre le pouce et l'index. Avec le pouce de la main gauche, il relève le lobule du nez, puis après avoir chauffé le cathéter légèrement au-dessus de la flamme d'une lampe à alcool pour en rendre le contact moins désagréable et après avoir pris la précaution, par un coup de poire, de reconnaître qu'il n'est pas obturé, il insinue le bec de l'instrument sur le plancher de la fosse nasale, le fait cheminer en le glissant entre le cornet inférieur et la cloison jusqu'à ce qu'il arrive dans le cavum et l'introduit ainsi jusqu'à la paroi postérieure du pharynx (fig. 21).

Deuxième temps. — Le deuxième temps doit consister à diriger le bec de la sonde vers l'orifice de la trompe, à pratiquer ce qu'on appelle la **rotation du cathéter**. C'est là le temps délicat du cathétérisme.

Plusieurs procédés ont été recommandés pour arriver à ce but. Chacun d'eux présente des indications spéciales, suivant les cas. Nous décrirons successivement la méthode de la recherche du bourrelet postérieur (Kramer-Ménière), la méthode de la cloison (Toynbee).

Fig. 20. — Premier temps d'introduction du cathéter.

1º Méthode de Kramer-Ménière. — Le bourrelet postérieur de la trompe est ici le point de repère qui nous avertit que l'on avoisine l'orifice tubaire. Ce procédé consiste à enfoncer le cathéter jusqu'à la paroi postérieure du pharynx et, dès qu'on y est parvenu, à lui imprimer une rotation d'un quart de cercle en dehors, le bec de la sonde tombe ainsi dans la fossette de Rosenmuller (fig. 22).

Si on le ramène légèrement à soi, on ne tarde pas à

Fig. 21. — Premier temps du cathétérisme : Introduction jusqu'à la paroi antérieure du pharynx.

percevoir une sorte de petit ressaut, qui indique qu'on arrive au niveau du bourrelet tubaire. Au-devant de celui-ci le cathéter s'engage bientôt dans l'orifice de la trompe, ce que l'on reconnaît aisément, en ce que l'instrument ne peut plus ni avancer, ni reculer.

Cette méthode est la plus couramment employée par les auristes. Elle doit être faite avec la plus grande douceur et la plus grande légèrcté de main, pour reconnaître succes-

sivement les deux points de repère que nous venons
d'énumérer.

2° **Méthode de la cloison ou méthode de Frank.** — Le
point de repère est dans cette méthode le bord postérieur

Fig. 22. — Deuxième temps du cathétérisme : Rotation en dehors du
bec de la sonde.

de la cloison. La sonde, après avoir été insinuée le long du
plancher de la fosse nasale, est tournée en dedans pour
accrocher le bord postérieur de la cloison. On fait alors tour-
ner le bec du cathéter d'un demi-cercle en dehors : il doit
pénétrer dans la trompe qui est directement en face du
bord postérieur de la cloison.

La méthode de Frank est la plus facile à exécuter. Elle
convient aux débutants, mais est beaucoup moins sûre
que la méthode de Kramer-Ménière.

On est assuré que *le cathéter est en bonne position*,
lorsqu'on a la sensation qu'il est dans un orifice et qu'il se
laisse difficilement mouvoir d'avant en arrière. L'anneau
indicateur qui reste en dehors doit être alors dirigé vers
l'angle externe de l'œil correspondant.

Il faut ajouter, en outre, que le malade ne doit pas
souffrir et ne doit pas faire d'efforts de toux, de vomitu-
rition.

La recherche de l'orifice tubaire est, comme on le voit,
le temps le plus délicat de la méthode. On a essayé de
fixer un point de repère sur la sonde, pour indiquer à quelle
profondeur on doit introduire l'instrument.

Il est toujours facile de marquer sur la sonde du malade
que l'on cathétérise, un trait soit à l'encre, soit avec une
petite lime, qui indique la longueur dont elle doit être
enfoncée dans la fosse nasale pour pénétrer jusqu'à la
trompe. Mais ce point de repère ne peut servir que pour
un même sujet, car la situation de l'orifice tubaire varie
beaucoup, suivant les dispositions individuelles.

Insufflation d'air. — Le cathéter étant maintenu ferme-
ment de la main gauche, pour ne point qu'il dévie, on va
procéder au temps suivant : l'insufflation d'air par la
sonde d'Itard.

Pour cela, prenant la poire de la main droite, on ajuste
l'embout conique de celle-ci dans le pavillon du cathéter et
on exerce un mouvement de compression sur la poire. Ces
deux manœuvres doivent être faites très légèrement pour
éviter tout déplacement du bec de la sonde.

Pendant toute la durée de l'insufflation, il convient de
maintenir solidement le cathéter de la main gauche ; les
premiers coups de poire seront donnés de façon très légère
pour éviter tout accident (emphysème en cas de fausse
route). Les autres seront donnés plus vigoureusement.
Cinq à six coups de poire sont nécessaires pour assurer
l'aération de la caisse.

L'insufflation étant faite, la sonde sort pour ainsi -dire d'elle-même, dès qu'on l'abandonne dans la fosse nasale ; il suffit de la guider légèrement, en la retirant de la main droite.

Pendant toute la durée du cathétérisme, le médecin doit **ausculter l'oreille.**

Il faut se méfier des renseignements fournis par le malade, qui, souvent, sont erronés. La seule chose qui puisse nous renseigner c'est lorsqu'il nous dit qu'il sent « de l'air dans l'oreille ». Autrement, tous les bruits qu'il perçoit propagés de l'espace pharyngé à l'oreille n'ont aucune valeur.

Au contraire, lorsqu'on ausculte l'oreille, si l'on entend pendant l'insufflation un *bruit de souffle* tout spécial qu'il suffit d'avoir entendu une fois pour savoir le reconnaître, c'est que l'air pénètre régulièrement dans l'oreille.

Ce bruit de souffle se modifie, suivant que la trompe est plus ou moins obstruée, qu'il y a du liquide ou non dans la caisse, ainsi que nous l'avons déjà vu (Voy. p. 35).

Ce qu'il ne faut pas faire. — C'est de méconnaître les premières règles de l'antisepsie. **Il faut nettoyer avec soin les cathéters** que l'on emploie. Ils seront bouillis et conservés dans des liquides antiseptiques. On sait que pendant très longtemps, avant l'antisepsie, les auristes ont été accusés de propager la syphilis par le cathétérisme de la trompe (chancre des auristes).

Le cathétérisme bien fait **ne doit pas être douloureux** ; aussi, recommanderons-nous, surtout chez les malades qui sont sondés pour la première fois, de ne le faire qu'après une anesthésie complète de la fosse nasale correspondante.

Il faut suivre bien exactement toutes les règles que nous avons indiquées précédemment, sinon, dès l'introduction du cathéter, le débutant pourra s'écarter, pénétrer dans le méat moyen au lieu de rester dans le méat inférieur, en particulier s'il ne prend pas la précaution de suivre bien exactement le plancher de la fosse nasale. Il est averti de cette fausse route par une douleur très vive, ressentie par le malade et aussi par la position inclinée de bas en haut, que prend la sonde dans la fosse nasale.

Au moment de la rotation on doit ramener le cathéter suffisamment en avant pour franchir le bourrelet de la trompe (1 centimètre), sinon l'on restera dans la fossette de Rosenmuller. D'autres fois, au contraire, on ramènera le cathéter trop en avant et on dépassera l'orifice tubaire. On évitera ces deux derniers accidents en donnant une courbure suffisamment marquée au bec de la sonde d'Itard.

Il faut obtenir une immobilité complète de la part du malade et lui interdire tout mouvement de déglutition, sinon il déplace le bec de la sonde et la manœuvre est à recommencer.

Il est aussi un certain nombre de difficultés qui tiennent à la conformation de la fosse nasale : c'est, par exemple, une obstruction plus ou moins complète soit par hypertrophie d'un cornet, soit par déformation de la cloison (éperon, déviation). Il convient, dans ce cas, de se servir de cathéters très minces et de leur donner une courbure très peu accentuée. Si le passage est infranchissable et si le malade se refuse à une opération préliminaire destinée à désobstruer la fosse nasale, il faut alors essayer *le cathétérisme* PAR LA NARINE OPPOSÉE. Ce cathétérisme se fait avec un cathéter très fortement coudé, dont l'extrémité courbe doit contourner le bord postérieur de la cloison et gagner l'orifice tubaire du côté opposé en le portant le plus en dehors possible

Les végétations adénoïdes, certains défauts de conformation du pharynx rendent parfois le cathétérisme difficile et une opération préliminaire est souvent indispensable.

Les enfants le supportent très mal. L'insufflation par

a manœuvre de Politzer est d'ailleurs toujours suffisante chez eux.

Le cathétérisme mal fait peut amener des *accidents* plus ou moins sérieux : si l'instrument est manié avec brutalité, il peut y avoir des épistaxis et même des phénomènes de syncope. Si l'insufflation est faite trop énergiquement, elle provoque parfois la *rupture du tympan* ; mais le plus important des accidents occasionnés par l'insufflation de l'air, c'est l'*emphysème*.

L'emphysème résulte de la pénétration de l'air dans le tissu sous-muqueux et même sous-cutané. Le malade ressent une douleur vive, avec une brusque gêne de la déglutition et de la respiration. Si l'on examine à ce moment la gorge, on constate l'existence de bulles d'air sous la muqueuse du pharynx, du voile du palais et quelquefois dans les régions sous-jacentes : larynx, épiglotte, et même sous la peau de l'angle de la mâchoire, envahissant la face, la paupière et quelquefois le cou. L'emphysème est reconnaissable à sa crépitation toute caractéristique lorsqu'on le presse avec le doigt. On comprend toute la gravité éventuelle d'un pareil accident.

Puisque la pénétration ne peut se produire qu'à la faveur d'une éraillure de la muqueuse, on l'évitera, la plupart du temps, en se servant de sonde à bout tout à fait lisse et aussi en s'abstenant de toute manœuvre de force au moment de la rotation de la sonde et de la recherche de l'orifice tubaire. Il est recommandé aussi de faire les premières insufflations avec douceur, car alors si l'emphysème se produit il sera toujours très limité.

Si pareil accident vous arrive, si l'emphysème est léger, peu étendu, il va se dissiper en quelques heures, rassurez le malade et ne vous en préoccupez pas. Mais s'il est plus marqué, si la suffocation est menaçante, il faut pratiquer sans tarder des scarifications sur la muqueuse. Recommandez au malade l'immobilité absolue, défendez-

GUISEZ.   4

lui de se moucher et faites-lui avaler des bouts de glace.

L'emphysème cutané a moins d'importance ; lorsqu'il se produit, il est salutaire ; n'essayez pas de le faire disparaître par la pression ou le massage, car alors on le refoule du côté de la muqueuse.

ACCIDENTS INFECTIEUX. — A part les cas de contagion de malade à malade, toujours évitables, comme nous l'avons vu, par l'antisepsie rigoureuse des sondes, il faut savoir que les infections auriculaires sont possibles par le cathétérisme. On peut en effet envoyer des mucosités plus ou moins septiques, recueillies par le bec de la sonde, dans le nez et le naso-pharynx, jusque dans l'oreille moyenne.

Méfiez-vous de faire des cathétérismes dans les périodes de coryza, ou chez un malade en poussée d'adénoïdite. Prescrivez toujours une antisepsie préalable du nez, avec des pulvérisations d'huile antiseptique, introduction de pommades, etc.

BOUGIRAGE. — Le bougirage complète le cathétérisme. Ainsi que nous l'avons vu, la trompe est souvent obstruée ; le bougirage a comme rôle de nous renseigner à la fois sur le degré plus ou moins grand d'obstruction de la trompe et du même coup de la dégager. Il est devenu un mode de diagnostic et de thérapeutique des plus employés aujourd'hui.

Pour faire le bougirage, on se sert de fines bougies de différentes grosseurs qui sont en gomme ou en celluloïd ; leur extrémité doit être très souple et mousse pour ne pas léser les parois de la trompe d'Eustache. Elles doivent être exactement asepsiées, ce que l'on réalise commodément en les conservant dans des bocaux où l'on a introduit des pastilles de formol.

TECHNIQUE. — Le bougirage se pratique de la façon suivante :

. La sonde d'Itard étant introduite dans la trompe d'Eustache, on enfonce la bougie dans le cathéter jusqu'à ce que l'on ait une sensation tout à fait spéciale qui indique qu'elle a franchi l'orifice de la sonde. On pénètre alors très légèrement dans la trompe de 3 à 4 centimètres. Si l'on rencontre de la résistance ou si la sonde pénètre difficilement, on devra prendre une bougie plus fine.

Au moment où la bougie pénètre dans la trompe d'Eustache et surtout au moment où elle a franchi l'isthme rétréci de la trompe, le malade ressent une douleur assez vive; il se produit une sorte de bruit de crépitation que le médecin entend très bien par l'auscultation à l'otoscope. Il sent du reste que la bougie est enserrée dans un canal, et se rend compte par là même qu'elle est en bonne position.

Résultat, effet du bougirage. — Le bougirage renseigne très bien sur la perméabilité de la trompe, il est de plus un bon moyen thérapeutique, dilate mécaniquement la trompe et exerce une action modificatrice incontestable, comme nous le verrons plus loin, dans les cas de catarrhe tubaire, et sur la trompe et sur la caisse.

Ce qu'il faut éviter. — Le bougirage est toujours pénible pour le malade.

Fig. 23. — Bougies en celluloïd pour la dilatation de la trompe d'Eustache.

Il faut donc rendre cette petite intervention le *moins douloureuse* possible : en cocaïnant le pourtour de l'orifice tubaire; en commençant l'intro-

duction de bougies par un numéro très faible, en se servant de bougies très molles, en huilant bien exactement
les trois ou quatre derniers centimètres.

Les *lésions des parois tubaires* sont dues souvent à l'usage
de bougies défectueuses, érodées, cassées.

L'*emphysème*, possible en cas de fausse route, sera évité
en ne faisant jamais d'insufflation aussitôt après l'introduction de la bougie.

La bougie *peut se casser dans la trompe*, aussi convient-il
de se rendre compte du bon état et de la solidité de la
bougie avant de s'en servir. Cet accident n'a d'ailleurs
aucune importance, le fragment cassé est toujours éliminé
tout de suite ou dans les heures qui suivent.

Examen de l'oreille interne.

L'examen de l'oreille, pour être complet, doit comporter
celui de la fonction de l'audition, la détermination du
degré de la surdité, sa *cause* et dans quelle partie de l'oreille
elle réside, c'est-à-dire son *siège*.

Il est une notion dont il faut bien se rappeler, c'est que
les sons se transmettent à l'oreille interne, non seulement
par la voie aérienne mais aussi par la voie osseuse.

L'examen de la fonction auditive se fait à l'aide de
différents moyens. On doit procéder comme toujours du
simple au composé, partant des modes d'exploration les
plus simples, comme la montre, la voix humaine, le diapason, pour arriver aux modes d'exploration qui ont
surtout pour but de comparer la perception osseuse à la
perception aérienne à ce qu'on appelle les *épreuves* de
l'audition.

1º *EXAMEN A LA VOIX*. — L'examen à l'aide de
la voix est certainement le plus important puisque c'est
lui qui indique comment fonctionne l'oreille pour ses
usages les plus courants. C'est un mode d'exploration

qui vise uniquement la transmission par la voie aérienne ;
tous les autres, au contraire, que nous verrons ensuite,
peuvent nous permettre d'étudier la perception par la
voie osseuse.

Lorsque l'on examine une oreille, il faut obturer soigneusement celle du côté opposé, soit en y plaçant un
bourrelet de coton, soit en faisant tenir la main du patient
bien appliquée. sur le pavillon, car il se pourrait que les
sons soient perçus par l'oreille opposée, réfléchis par
exemple par une cloison d'appartement.

On place le malade le plus loin possible, l'oreille
à examiner est dirigée vers le médecin, et l'autre est
bouchée hermétiquement avec la main. Le malade doit
être placé latéralement et ne doit voir aucun des mouvements de la bouche du médecin, pour qu'il ne lise pas
sur les lèvres.

La *voix haute* s'emploie en s'approchant de plus en plus
du malade, jusqu'à ce qu'il perçoive distinctement les
syllabes que l'on prononce devant son oreille.

Cet examen a beaucoup moins de valeur que celui
à *voix basse*, car les vibrations de la voix haute sont
souvent perçues à la fois par les deux oreilles. L'examen à voix basse est beaucoup plus précis : la voix chuchotée est perçue par une ouïe normale à environ
20 mètres. Il y a lieu de faire l'expérience avec des mots
différents, car il y a des variations très grandes dans
l'audition des voyelles, suivant que les sons émis sont plus
ou moins aigus.

Politzer admet que si la voix basse est perçue à plus de
6 mètres, on peut exclure une lésion grave de l'ouïe. Chez
beaucoup de sourds, la voix chuchotée n'est pas du tout
entendue et on ne peut se servir que de la voix haute.

2° *EXAMEN A LA MONTRE*. — L'examen à la
montre est à la portée de tous. La montre est placée à une
assez grande distance de l'oreille et tenue perpendiculai-

rement à celle-ci ; on la rapproche peu à peu jusqu'à ce
que le tic-tac soit perçu. On doit toujours opérer avec la
même montre, on conçoit néanmoins qu'il ne s'agit là
que d'un mode d'exploration tout à fait approximatif.

3° *ACOUMÈTRES*. — L'usage des acoumètres a pour
but de remédier à la variabilité du bruit fourni par la
montre, par exemple. Les
acoumètres sont tous
construits dans le but
d'émettre un bruit tou-
jours identique. L'acou-
mètre de Politzer, qui est
le plus courant, est com-
posé d'un petit marteau en
acier (fig. 24) qui tombe
toujours de la même hau-
teur sur un petit cylindre
d'acier. Le bruit ainsi produit est entendu par une
oreille normale à 15 mètres et les différents acoumètres
sont tous étalonnés pour émettre le même bruit. Quoi
qu'il en soit, d'après l'aveu de Politzer lui-même, il est
très difficile de construire un instrument vraiment uniforme pour mesurer l'acuité auditive, parce que notre
organe auditif n'est pas accordé pour un son, mais pour
une multitude de sons.

C'est dans le même but que l'on a construit le sifflet
de Galton, qui peut émettre des sons de plus en plus
aigus et dont on fait graduer à volonté l'acuité par dixièmes
de millimètre.

4° *DIAPASON*. — Le diapason est plus précis que les
précédents instruments. On utilise couramment pour l'examen des oreilles, le diapason ordinaire (la 3), mais on doit
avoir aussi à sa disposition un diapason (la 4) et un
diapason très grave (la 1).

Un bon diapason doit avoir un son qui se prolonge

Fig. 24. — Acoumètre de Politzer.

longtemps et il doit être frappé avec un petit marteau
garni de caoutchouc pour éviter les harmoniques.

Lucæ a fait construire un diapason qui porte un petit
marteau frappant toujours sur lui de la
même façon et avec la même force ; le son
émis est ainsi beaucoup plus uniforme.

Le diapason doit toujours être placé à la
même distance de l'oreille et les branches
seront tenues dans la direction du conduit
auditif.

Le grand avantage du diapason est de
permettre de comparer l'audition par
la voie aérienne à la voie osseuse; et
les différentes manières d'utiliser le diapason constituent *les Épreuves* qui portent le nom de ceux qui les ont décrites
les premiers.

5° *ÉPREUVES.* — Épreuve de Weber.
— Elle est basée sur ce fait que si l'on
appuie le pied d'un diapason sur la ligne
médiane du crâne (diapason Vertex) chez
un sujet sain, le son est également perçu
par les deux oreilles ; si l'on vient à boucher expérimentalement une oreille avec
le doigt, le son se trouve par ce fait latéralisé de ce côté. Ce fait s'explique parce
que les vibrations émanant de la source
sonore rencontrent alors un obstacle pour s'échapper au
dehors et sont retenues dans les cavités de l'oreille.
Or, la même chose se produira lorsque l'appareil conducteur des sons (oreille externe, caisse) sera lésé d'une
manière quelconque. Si, au contraire, c'est l'oreille interne
qui est atteinte (appareil de perception des sons), le diapason sera entendu du côté sain.

On dit que le Weber est *latéralisé* à droite par exemple,

Fig. 25. — Dia-
pason avec
curseur.

si le son est mieux entendu de ce côté et réciproquement. L'épreuve de Weber fournit une donnée très précieuse

Fig. 26. — Épreuve de Weber (Diapason Vertex).

et est utile pour reconnaître surtout les affections de l'appareil de transmission.

Épreuve de Rinne. — A l'état normal, le diapason présenté devant le méat auditif est plus fortement perçu et plus longuement que lorsqu'on le fait vibrer sur l'apophyse mastoïde ; la conduction aérienne est plus longue que la conduction osseuse. Lorsque l'on place un diapason sur la mastoïde, il arrive un moment où celui-ci cesse d'être perçu ; si l'on place alors les branches de l'instrument devant l'oreille normale, le son sera encore entendu : la transmission du son par la voie aérienne l'emporte donc comme durée chez un sujet normal sur la transmission par voie osseuse. On dit que le *Rinne est positif* ou normal.

Mais s'il existe une lésion de l'appareil conducteur (oreille externe ou oreille moyenne), la transmission aérienne est diminuée, le diapason est moins longtemps perçu par la voie aérienne que par la voie osseuse, on dit que le *Rinne est* alors *négatif*.

Épreuve de Gellé ou des pressions centripètes. — Ce procédé très ingénieux a pour but de nous montrer la mobilité ou l'ankylose de l'étrier dans la fenêtre ovale.

Si l'on exerce dans l'oreille externe des pressions répétées, avec le spéculum de Siegle, par exemple, en même temps qu'un diapason vibre sur le vertex d'une manière régulière, ces pressions sont transmises d'abord à la membrane du tympan, puis aux osselets et en dernier lieu à la platine de l'étrier. Celle-ci, dans une oreille normale, pénètre plus profondément dans la fenêtre ovale et à chaque fois éteint le son perçu par l'oreille.

On peut affirmer l'ankylose de l'étrier, lorsqu'exerçant une pression sur la membrane du tympan le son garde sa continuité parce qu'alors la platine de l'étrier ne rentre plus dans la fenêtre ovale.

Épreuve de Schwabach. — A l'état normal, le diapason Vertex est entendu par une oreille pendant un certain temps bien déterminé, toujours le même pour la même note.

Mais, s'il y a un mauvais fonctionnement de l'appareil de transmission, le diapason vertex est entendu plus longtemps qu'à l'état normal (il y a retard dans la sortie des ondes sonores) (*Schwabach prolongé*). S'il existe une lésion labyrinthique, il est perçu moins longtemps qu'à l'état normal (*Schwabach raccourci*).

Épreuve des deux diapasons aigus et graves de Hart-

Fig. 27. — Épreuve de Rinne. Premier temps : Diapason devant le méat auditif.

mann. — L'expérience démontre que, dans les maladies de l'appareil de transmission, la perception de sons graves disparaît la première ; au contraire, si c'est la perception des sons aigus qui est abolie, la surdité est en général labyrinthique.

Fig. 28. — Épreuve de Rinne. Deuxième temps : Diapason mastoïdien.

Le sifflet de Galton peut également servir pour reconnaître la perception des sons aigus.

Dans la pratique courante, la recherche de ces différentes épreuves suffit amplement pour établir le diagnostic d'une surdité. Prenons plusieurs exemples courants :

Supposons : 1º Un malade qui se présente à nous avec un bouchon de cérumen à droite, une *obstruction du conduit auditif.*

L'audition aérienne est diminuée.

Le Weber est latéralisé à droite.

Le Rinne est négatif de ce côté.

Le Schwabach est prolongé ;

2º Un malade atteint *d'affection labyrinthique droite.*

Audition aérienne diminuée ou nulle.

Le Weber n'est pas latéralisé de ce côté.

Le Rinne est positif.

Le Schwabach est raccourci.

Dans la rédaction des observations, on écrit :

Rinne + ou Rinne —. Weber latéralisé à droite, à gauche.

III. — THÉRAPEUTIQUE GÉNÉRALE

La thérapeutique générale de l'oreille comprend :

1º Le nettoyage de l'oreille à l'aide de lavages et de nettoyages à sec ;

2º Les bains d'oreille, les instillations;

3º Les cautérisations ;

4º Les pansements ;

5º L'aération, le cathétérisme, les insufflations et le massage de l'oreille ;

6º L'anesthésie locale de l'oreille (cocaïnisation).

Nettoyage de l'oreille.

a) Pour nettoyer l'oreille, il existe deux façons de procéder qui d'ailleurs se complètent l'une l'autre : c'est le lavage et le nettoyage à sec.

LAVAGES D'OREILLE. — Le lavage d'oreille peut viser uniquement le conduit ou bien la caisse.

a) **Lavage du conduit auditif externe.** — Pour faire un lavage d'oreille, il convient d'avoir à sa disposition : un appareil à injection, seringue ou autre, la solution à injecter et un bassin qui recueille le liquide à sa sortie de l'oreille.

Le lavage d'oreille est pratiqué généralement à l'aide d'une seringue ordinaire, en verre, métal ou ébonite qui est l'instrument le plus facile à manier pour ce genre d'opération. Le bock peut être également employé, surtout si les lavages doivent être faits par le malade.

Le *liquide* est contenu dans un récipient quelconque.

Un bassin échancré réniforme, qui peut être appliqué, par sa concavité, immédiatement sous l'oreille, est destiné à recevoir le liquide après le lavage.

Que l'on emploie une seringue ou un bock pour le lavage, il faut que l'injecteur remplisse plusieurs condi-

Fig. 29. — Seringue à oreille de Lermoyez.

tions indispensables : qu'il soit stérilisé bien exactement, que la pression puisse en être réglée de façon effective de manière que le jet ne soit pas trop fort.

Fig. 30. — Bocal pour la conservation antiseptique des embouts.

Le jet doit être mince pour pénétrer partout, mais il nécessite alors un embout aminci qui peut blesser les parois de l'oreille, surtout lorsqu'il s'agit d'un sujet indocile ; l'embout qui réalise le mieux les différentes conditions semble être, à notre avis, un embout effilé, en verre (fig. 29), muni d'un cône en caoutchouc rouge. Ces embouts doivent être stérilisés après chaque malade, et conservés dans une solution de cyanure à 1/1000 (fig. 30).

LIQUIDES A INJECTER. — On ne se servira que de solutions bouillies ou d'eau stérilisée. Suivant les cas, on emploie des solutions dissolvantes ou antiseptiques, mais comme on demande surtout au lavage un effet de dissolution et d'ablation, il faut s'adresser surtout à des mélanges dissolvants, par exemple, lavages alcalins, salés, etc. (carbonate de soude, sel marin à 5 p. 100).

Le liquide doit être tiède, les injections froides ou trop chaudes sont en effet très douloureuses.

Fig. 31. — Lavage d'oreille. Direction du jet vers la paroi postéro-supérieure du conduit.

TECHNIQUE. — Le malade est assis (fig. 31), une serviette est placée sur l'épaule correspondant à l'oreille ; sa tête est légèrement inclinée du côté de l'oreille opposée, un bassin est maintenu, soit par le malade, soit par un aide supplémentaire, bien exactement accolé contre l'apophyse mastoïde, pour empêcher le liquide de couler dans le cou.

L'opérateur redresse le conduit de la main gauche, attire le pavillon en haut et en arrière et le maintient dans cette position pendant toute la durée de l'injection. De la main droite, il saisit la seringue ou l'embout du bock. Il introduit la canule dans le méat et dirige le jet vers la paroi postérieure ou vers la paroi supérieure. De cette façon, le liquide s'insinue entre celle-ci et les corps étrangers à expulser et, dans son mouvement de retour, les ramène vers le méat auditif.

L'eau est envoyée dans l'oreille sous une pression modérée et le lavage est continué jusqu'à ce qu'elle ressorte claire.

Fig. 32. — Canule de Hartmann.

Aussitôt après avoir lavé, il convient de sécher bien exactement le conduit à l'aide d'ouate hydrophile; le séjour de l'eau pouvant amener des fermentations dans le conduit, de la surdité passagère.

b) Lavage de la caisse. — Le lavage de la caisse peut se faire soit par le conduit, soit par la trompe d'Eustache ; ce dernier moyen étant d'ailleurs très peu usité.

1º **Lavage par le conduit.** — Deux conditions peuvent se présenter : ou bien il existe une large perforation de la membrane tympanique, ou bien, au contraire, celle-ci est petite.

S'il y a **une large perforation**, on peut à la rigueur se contenter d'un lavage à la seringue ordinaire, par le conduit. Il pénètre alors une grande quantité d'eau dans la caisse et toutes les régions se trouvent nettoyées par ce lavage.

Mais, lorsque la **perforation est petite**, il est une région difficilement accessible pour l'eau envoyée dans le conduit, c'est la région de l'attique.

Le **lavage de l'attique** se pratique avec une canule recourbée et la plus employée est celle de Hartmann (fig. 32).

La canule de Hartmann est une sorte de petit tube creux de deux millimètres d'épaisseur recourbé sur une étendue d'un millimètre seulement à l'extrémité et qui doit être introduite dans l'oreille.

Cet instrument se manœuvre sous le contrôle de la vue. Après avoir placé dans l'oreille le spéculum otoscopique, reconnu l'endroit où se trouve la perforation, à travers celle-ci, on introduit l'extrémité de la canule de Hartmann de façon que sa petite portion courbe soit dirigée vers la région de la caisse qu'il s'agit d'irriguer.

Fig. 33. — Laveur avec canule de Hartmann pour la cavité de Schrapnell.

Le liquide à injecter sera chaud, et contenu dans une poire en caoutchouc (fig. 33). L'ensemble de la manœuvre peut se faire d'une seule main, laissant l'autre main libre pour tenir le spéculum (fig. 34).

Le lavage avec la canule de Hartmann doit être exécuté avec une grande légèreté de main, car il est toujours douloureux et il détermine souvent des vertiges. Il est quelquefois nécessaire de le faire précéder de l'anesthésie locale.

GUISEZ. 5

Fig. 34. — Technique pour le lavage de l'attique avec la canule de Hartmann.

Quoi qu'il en soit, cette méthode de lavages rend les plus grands services, en particulier au décours des pansements dans l'otorrhée chronique.

2º **Lavage par la trompe.** — Ce lavage a pour but de faire passer dans l'oreille moyenne une certaine quantité de liquide injecté par la trompe et qui sort ensuite par la perforation de la membrane du tympan. Il peut être réalisé soit avec la sonde d'Itard, qu'on introduit dans l'orifice pharyngien de la trompe, soit avec la poire de Politzer, qui envoie une douche d'air dans l'oreille par le cathéter, alors que celui-ci a été au préalable rempli d'un liquide antiseptique. Mais ces lavages par la trompe sont très peu employés, car ils sont particulièrement désagréables pour le malade et difficiles à exécuter pour le médecin.

Accidents du lavage. — *Ce qu'il ne faut pas faire.* — Il faut éviter d'envoyer le liquide à une très forte pression dans l'oreille, car tous les troubles auriculaires déterminés par une forte pression transmise à la platine de l'étrier, provoquent immédiatement des vertiges.

Il peut se produire aussi, lorsqu'on ne prend pas les précautions nécessaires, des réflexes dus à l'excitation du rameau auriculaire du pneumogastrique, de la toux, des nausées, des vomissements et quelquefois même la syncope.

On évitera ces accidents en modérant la force de jet du liquide et en ne dirigeant point le jet perpendiculairement à la membrane du tympan, mais toujours le long d'une des parois, comme nous l'avons dit précédemment.

Le liquide à injecter ne doit pas être ni trop chaud, ni trop froid, et la température de l'eau a une grande importance sur la production des phénomènes réflexes dont nous venons de parler. On doit se servir d'un liquide ayant à peu près la température du corps, 37 à 38º.

Prendre soin de ne jamais laisser d'air dans la seringue qui sert à faire l'injection, car la présence de bulles d'air dans le liquide est particulièrement désagréable pour le malade. N'oubliez pas également de sécher l'oreille après chaque lavage.

Lorsque, malgré ces précautions, il se produit du vertige, on recommande au malade de fermer les yeux et de rester assis quelques minutes. Certains malades présentent une susceptibilité toute particulière et ont du vertige à la moindre injection. Il ne faut en user chez eux qu'avec la plus grande prudence.

Enfin, on sait l'*abus* qui a été fait pendant très longtemps des *lavages d'oreille* qui étaient prescrits dans toutes les circonstances, aussi bien dans les otites aiguës, — où ils ajoutaient un traumatisme à l'inflammation du tympan, — que dans les vieilles otorrhées, — où n'étant pas faits systématiquement, sans séchage consécutif, — ils amenaient des imbibitions de liquide dans la caisse, des fermentations avec pullulations microbiennes.

Les lavages d'oreille ne doivent servir que comme moyen de nettoyage ; tous les autres services qui leur sont demandés sont illusoires.

NETTOYAGES A SEC. — Le nettoyage à sec est généralement associé aux lavages, pour débarrasser le conduit et la caisse de leurs impuretés.

Pour nettoyer l'oreille à sec, on se sert de *porte-cotons* préparés en enroulant de la ouate stérilisée à l'extrémité de petits stylets.

Le bourdonnet de coton sera préparé de façon à ce qu'il soit bien serré à sa base et lâche à son extrémité (fig. 35).

Il existe plusieurs moyens de *les stériliser* : on peut les tremper dans de l'alcool boriqué saturé, dont on utilise les propriétés ignifuges, mais alors le coton devient très peu absorbant. Le mieux est d'avoir une série de ces

porte-cotons, tout préparés dans une boîte, que l'on passe
à l'étuve ; on les a ainsi tout prêts à employer.

Avec *la pince*, l'auriste enlève les concrétions plus

Fig. 35. — Façon de rouler un coton.

épaisses, les débris de bouchons épidermiques et de cérumen.

Enfin, à l'aide de l'*insufflation* avec la poire à air, il
peut, en la dirigeant dans le conduit, enlever de la poudre,
par exemple, ou des lamelles desséchées qui n'adhèrent
que très peu aux parois.

En recommençant ces insufflations à plusieurs reprises,
le courant d'air ramène avec lui une grande partie des
impuretés.

Bains d'oreille. — Instillations.

Il est nécessaire souvent, dans un but modificateur, dissolvant ou autre, de laisser des liquides en contact avec l'oreille pendant un temps déterminé. Si la quantité de liquide est abondante, le procédé prend le nom de *bain* d'oreille, sinon il s'agit d'*instillation*.

Bains d'oreille. — Le bain d'oreille est à juste titre des plus employés en thérapeutique auriculaire. Le malade penche sa tête du côté opposé à l'oreille malade, l'appuie par exemple sur son bras ou sur un coussin et l'on verse dans l'oreille, à l'aide d'une petite cuiller, la solution au préalable tiédie.

Les liquides employés sont ou bien *neutres* lorsque l'on recherche simplement un moyen de sédation ou de révulsion par la chaleur du liquide employé. Le bain peut être *dissolvant* si l'on emploie une solution alcaline, ou *antiseptique*, si l'on utilise l'eau oxygénée, des solutions phéniquées, etc.

Les bains d'eau oxygénée communément prescrits dans les otorrhées rendent les plus grands services.

Instillation dans la caisse. — Elle peut se faire :

a) Soit *par le conduit* lorsque le tympan est perforé, par exemple à l'aide de la canule de Hartmann adaptée à une *seringue de Pravaz*.

b) Soit *par la trompe* lorsque la membrane est intacte. L'instillation par la trompe nécessite une technique un peu spéciale toujours assez difficile.

Le premier temps consiste à introduire un cathéter dans la trompe d'Eustache et à s'assurer par une insufflation d'air qu'il est bien en place et que la trompe est perméable (sinon on pratique séance tenante le bougirage).

Le deuxième temps, qui comporte l'instillation proprement dite, se fait de deux façons différentes : ou bien on met un peu du liquide à instiller dans le pavillon de la

sonde et on le chasse dans la trompe à l'aide d'une insufflation énergique, ou mieux on l'envoie directement dans
l'oreille, à l'aide d'une fine sonde que l'on introduit dans

Fig. 36. — Attitude d'un malade prenant un bain d'oreille.

le cathéter, puis dans la trompe au delà de l'isthme. On
évite plus facilement par ce dernier moyen l'écoulement
dans le pharynx du liquide à instiller.

Les liquides employés en instillation sont ou des modi-
ficateurs dissolvants (huile stérilisée, thioscynamine 1/10),
calmants et antiseptiques (glycérine, huile phéniquée à 1/40)

ou caustiques (nitrate d'argent, 1/20 ; chlorure de zinc, 1/40). Mais on préfère généralement aux instillations continues, la cautérisation directe.

Cautérisations.

La cautérisation est souvent employée pour détruire des fongosités, polypes de la caisse et du conduit.

La cautérisation chimique se fait à l'aide du nitrate d'argent ou d'acide chromique façonné sous forme de perle à l'extrémité d'un stylet (Voy. t. I, *Épistaxis*).

Pour éviter la diffusion du médicament, en particulier lorsque l'on emploie l'acide chromique, il convient de sécher bien exactement au préalable l'oreille, et, pour en limiter l'action souvent trop énergique, de faire prendre un bain d'eau oxygénée aussitôt l'application.

Le chlorure de zinc en solution à 1/10 est employé imbibé à l'extrémité d'un porte-coton ; il constitue un caustique et un antiseptique des plus précieux, modifiant souvent de façon très heureuse les points d'ostéite et les surfaces fongueuses.

La cautérisation à l'aide du galvanocautère n'est guère employée dans l'oreille.

Pansements.

1° Pansements secs. — Ils ont pour but de sécher l'oreille dans l'otite moyenne suppurée par exemple, l'otite externe, etc. Il se font à l'aide de mèches de gaze aseptique ou antiseptique (gaze iodoformée, salolée) qui sont mises dans le conduit au contact du tympan ou jusqu'au fond de la caisse. Ces mèches doivent être faites en gaze très souple absorbante.

Un bourdonnet de coton hydrophile est mis à l'entrée du conduit et renouvelé aussi souvent qu'il est nécessaire, mais les mèches doivent rester en place un ou deux jours.

Les **poudres** constituent également une variété de pansement sec facile à employer, elles sont ou solubles (acide borique pulvérulent) ou insolubles (iodol, iodoforme). Elles sont envoyées dans le fond de l'oreille à l'aide de lance-poudres.

L'alcool absolu présente les plus grandes propriétés désséchantes ; on le prescrit au malade sous forme de

Fig. 37. — Pinces coudées avec articulation de Collin.

gouttes tous les deux jours dans le conduit auditif.

Les pansements secs donnent les meilleurs résultats dans le traitement de l'otorrhée et après les opérations que l'on pratique sur l'oreille. Ils doivent être faits avec toute l'antisepsie désirable après nettoyage parfait et assèchement de la cavité de l'oreille moyenne. La gaze doit être modérément tassée, sinon le pansement est très douloureux, difficilement supporté et ne remplit plus son rôle de drainage et d'évacuation.

2° Pansements humides. — Le pansement humide est pratiqué à l'aide de gaze imbibée d'eau tiède ou de solution antiseptique. Il doit être largement appliqué sur l'oreille, la région rétro-auriculaire (mastoïdite) ou employé sous forme de mèches (furoncule du conduit) sur lesquelles on instille des liquides calmants et antiseptiques (glycérine et liqueur de Van Swieten à parties égales) que l'on renouvelle plusieurs fois par jour.

Insufflation d'air. — Bougirage. — Insufflation de vapeurs médicamenteuses et d'air chaud.

Les insufflations d'air soit à l'aide du cathétérisme, soit directement à l'aide du Politzer, sont non seulement un précieux moyen d'examen de l'oreille moyenne, mais aussi un agent thérapeutique très appréciable.

Elles suppléent à l'aération physiologique de la caisse, elles écartent les parois de la trompe, chassent les exsudats et diminuent l'hyperhémie de l'oreille moyenne.

Cette action est souvent très heureusement complétée par le *bougirage* de la trompe, qui agit mécaniquement en dilatant la trompe lorsqu'elle est rétrécie et qui exerce en outre une action modificatrice sur le catarrhe et l'inflammation de la muqueuse tubaire et tympanique.

On peut également insuffler de l'*air chaud* dans l'oreille : il suffit alors de relier par un dispositif un peu spécial le cathéter à un récipient où l'air est chauffé à une température déterminée, 39°-40°. Les insufflations d'air chaud ont un effet résolutif dans les catarrhes de l'oreille moyenne.

Quant aux insufflations de *vapeurs médicamenteuses*, elles ont encore un effet bien problématique. On doit cependant faire une place à part pour les vapeurs sulfureuses faites dans les stations hydro-minérales avec une installation *ad hoc* et dont l'action résolutive est incontestable.

Massage de l'oreille.

Il existe deux modes de massage, c'est-à-dire de mobilisation des organes contenus dans l'oreille moyenne : l'un, *indirect*, fait par l'intermédiaire de l'air contenu dans le conduit; l'autre, *direct*, qui agit directement sur la membrane à l'aide d'instruments.

Le massage indirect se fait à l'aide soit du spéculum de

Fig. 38. — Masseur de Delstanche.

Siegle, soit de masseurs divers qui tous agissent sur le tympan par l'intermédiaire de l'air du conduit (fig. 38).

Fig. 39. — Sonde à ressort de Lucæ.

Le massage direct s'effectue à l'aide de différents masseurs (sondes de Lucæ (fig. 39), tympano-masseur de Bonnier) qui s'appliquent directement sur le tympan : ils sont tous très douloureux et peu employés.

Cocaïnisation.

1° Anesthésie du conduit. — Elle est presque impossible : la cocaïne n'est pas absorbée par le revêtement interne du conduit. Les applications locales de chlorure d'éthyle sont très douloureuses et difficiles à appliquer.

2° Anesthésie du tympan. — L'insensibilisation du tympan peut, au contraire, être obtenue de façon parfaite grâce au mélange suivant indiqué par Bonain, de Brest, et qui a le don de pénétrer à travers le fin revêtement cutané du tympan :

Acide phénique neigeux............
Chlorure de cocaïne .... } ãã 2 grammes.
Menthol........................

Le mélange de ces trois corps solides donne un liquide sirupeux.

Pour appliquer ce mélange, il convient, au préalable, de sécher bien exactement le tympan en passant un peu d'alcool à la surface : le mélange « prend » ainsi beaucoup mieux.

On en verse une goutte dans le conduit ou mieux on en imbibe une petite boulette d'ouate que l'on laisse pendant trois ou quatre minutes au contact du tympan. Dès que l'anesthésie est obtenue, le tympan prend une teinte blanchâtre ; il peut être alors incisé, réséqué sans que le malade ressente aucune douleur.

3° Anesthésie de la caisse. — Elle s'obtient à l'aide d'une solution de cocaïne à 1/5, 1/10 dont on verse quelques gouttes dans l'oreille. Le liquide de Bonain donne ici encore une très bonne anesthésie.

Méfiez-vous de la cocaïne dans l'oreille, limitez-en la quantité et le temps d'absorption. L'oreille est très sensible à ce médicament et l'on a observé souvent des intoxications cocaïniques graves dans les interventions sur l'oreille.

IV. — THÉRAPEUTIQUE SPÉCIALE

MALADIES DE L'OREILLE EXTERNE

Les maladies de l'oreille externe doivent être naturellement divisées en *maladies du pavillon* et en *maladies du conduit auditif*. Certains vices de conformation portent cependant sur l'une et l'autre de ces régions, en particulier, les malformations de l'oreille externe.

Malformations de l'oreille externe.

Les malformations de l'oreille externe peuvent atteindre, en effet, soit isolément le pavillon, soit, et le plus souvent, à la fois le pavillon et le conduit auditif externe.

Il s'agit de malformations parfois *accidentelles*, par exemple, brûlure, traumatisme, ou bien, *congénitales*.

Du côté du pavillon, ce peut être l'absence totale de cet organe ; la disparition d'une partie du pavillon (lobule), la disparition des saillies, anthélix, hélix. Il est aussi certaines anomalies morphologiques de l'oreille qui présentent des rapports avec des malformations craniennes et qui ont intéressé beaucoup les aliénistes, mais sur lesquelles nous ne pouvons pas insister ici (oreille de Féré, de Gradenigo, etc.).

Un vice de conformation qu'il est fréquent de constater et sur lequel vous serez appelé parfois à donner votre avis, c'est l'écartement congénital du pavillon, car on peut le corriger par une petite opération plastique.

D'autres fois, au contraire, on a pu constater une anomalie par excès de nombre ; c'est la POLYOTIE, où l'on
constate des pavillons surnuméraires siégeant généralement en avant de l'oreille normale.

Quelquefois le pavillon manque et alors le conduit est
également absent. Le conduit auditif peut, dans sa portion

Fig. 40. — Malformation de l'oreille (Castex).

cartilagineuse, être réduit à un petit trajet plus ou moins
sinueux, ou bien exister dans sa partie cartilagineuse et
manquer dans sa partie osseuse.

Traitement. — Ces différentes malformations peuvent
être corrigées par des *interventions chirurgicales*. C'est
ainsi que les oreilles surnuméraires pourront être enlevées
comme de véritables tumeurs sous-cutanées.

On peut, lorsque le conduit de l'oreille manque, chercher à former un conduit cartilagineux de toute pièce,
creuser dans l'apophyse mastoïde un véritable tunnel,
qui constituera ensuite le conduit auditif osseux, ou bien,
simplement élargir celui qui existe déjà ; tout cela suivant les cas qu'il vous sera donné d'observer.

L'atrésie, lorsqu'elle est uniquement membraneuse,
peut être corrigée facilement. Lorsqu'elle est osseuse
et lorsque le conduit est obstrué sur une plus ou moins
grande étendue par une production osseuse, on creuse
un conduit à travers celle-ci tout comme précédemment.

Il est évident que ces différentes interventions ne
devront être faites que si l'oreille interne a une bonne
perception osseuse.

Certaines malformations de l'oreille peuvent être re-
mises à la normale, l'oreille en anse peut être redressée
simplement par l'avivement, la dissection d'un lambeau
et quelques points de suture entre la peau du pavillon et
celle de la région mastoïdienne.

Traumatismes de l'oreille externe.

La situation du pavillon l'expose à de nombreux traumatismes : ce sont ou des contusions, ou bien des plaies.

Les **contusions** sont d'importance variable; ce sont, ou
bien des ecchymoses, ou quelquefois des fractures, ou
bien des plaies.

Les **plaies** de l'oreille ne présentent pas de caractère
particulier, si ce n'est qu'elles saignent beaucoup.

Lorsqu'il y a section du cartilage, il est nécessaire parfois
d'en faire la suture, mais il est à remarquer que les plaies
du pavillon se réunissent par première intention avec une
assez grande facilité.

OTHÉMATOME. — Parmi les traumatismes de l'oreille,
il est une variété qui donne lieu à une tumeur de consis-

tance et de nature spéciales, c'est l'*othématome* (fig. 41).

Étiologie. — L'hématome du pavillon est constitué par un épanchement de sang qui, à la suite d'une contusion vive, se produit dans l'épaisseur même du pavillon, entre la peau et le cartilage. On l'observe à la suite et surtout comme conséquence des *traumatismes répétés*, en particulier chez les lutteurs, les boxeurs, et par conséquent surtout chez les hommes. Telle est sa pathogénie habituelle, quoiqu'on admette quelquefois qu'il puisse se produire de façon *spontanée* par suite de troubles trophiques et circulatoires.

Symptomatologie. — L'othématome se présente sous la forme d'une tumeur pâteuse, molle, de volume variable, pouvant atteindre celui d'un œuf de poule, qui siège à la face externe du pavillon et quelquefois empiète sur la face interne.

Fig. 41. — Othématome du pavillon.

La peau à sa surface est d'aspect rouge violacé, ecchymotique. Cette tumeur est peu douloureuse spontanément et au toucher; les malades n'accusent guère qu'une sensation de chaleur ou de tension à son niveau. Rarement, dès que les premières heures sont passées, il y a douleur véritable.

L'othématome guérit spontanément dans la majorité des cas. La guérison se fait très lentement, l'oreille peut revenir à l'état normal, mais souvent, lorsqu'elle est volumineuse, la tumeur laisse des traces indélébiles, caractérisées par de la déformation du pavillon qui se ratatine sur lui-même, amenant le recroquevillement du cartilage, l'épaississement ou l'atrophie de l'ensemble de l'oreille.

Quelquefois, surtout lorsqu'il y a traumatisme violent, l'othématome peut *suppurer*; s'ouvrant alors au bout d'un temps plus ou moins long, il se produit de la nécrose du cartilage, des fistules et des déformations très marquées. Aussi est-il indiqué d'établir rapidement un traitement approprié.

Traitement. — Si la tumeur est peu volumineuse, l'application de quelques compresses froides, résolutives, ou d'un pansement ouaté sera tout à fait suffisante, mais lorsque l'hématome est plus volumineux, on devra vider la poche au moyen de ponctions aspiratrices faites avec une fine aiguille. Mais si la guérison ne semble pas devoir être obtenue rapidement par ces différents moyens, il convient d'inciser largement la tumeur, de la vider de tout le sang ou du pus qu'elle contient, et même de cureter ses parois. On suture la plaie ainsi formée et on termine par un léger pansement compressif, de façon à obtenir une réunion immédiate.

PÉRICHONDRITE. — La périchondrite du pavillon peut être consécutive soit à un traumatisme, soit à une simple otite externe, soit aux opérations que l'on pratique actuellement pour la plastique dans les interventions sur l'oreille.

L'affection commence par de vives douleurs dans toute la région du pavillon, par l'apparition à la face externe de celui-ci, d'une tumeur rouge, chaude et douloureuse.

Le pavillon peut être atteint dans toute son étendue, ou d'autres fois de façon partielle. La terminaison peut

être soit la guérison spontanée, ou, d'autres fois, le cartilage peut se nécroser, et s'éliminer ; il en résulte des diffor-
mités consécutives, toujours très marquées.

Traitement. — Le traitement consiste dans l'application de compresses résolutives, de pansements humides,
chauds ; mais s'il y a suppuration et tumeur collectée,
incisez franchement, évacuez la poche, grattez les fongosités, établissez un drainage et enlevez les portions de
cartilage nécrosé.

Eczéma de l'oreille.

L'eczéma de l'oreille frappe généralement à la fois le
pavillon et le conduit auditif externe.

L'eczéma a pour cause les irritations de la peau, et en
particulier l'inflammation occasionnée par le pus dans
l'otorrhée. Il peut être dû à l'application de pansements
irritants, au port de boucles d'oreille ou à l'extension de
l'affection dans l'eczéma de la face, ou dans certaines maladies générales (diabète).

L'eczéma de l'oreille peut être sec ou humide.

L'eczéma aigu du pavillon débute sous la forme d'une
rougeur diffuse de la peau sur laquelle on voit apparaître
rapidement des petites vésicules, qui s'ouvrent bientôt,
laissant échapper un liquide séreux, dont la concrétion
amène la formation de croûtes. La peau est effritée,
épaissie et les croûtes, lorsqu'on les détache, laissent à leur
place de petites excoriations saignantes.

Cet eczéma détermine une cuisson vive, des démangeaisons qui amènent des lésions de grattage. Les ganglions
rétro-auriculaires sont souvent engorgés ; il peut y avoir
un mouvement fébrile.

L'eczéma aigu peut guérir ou au contraire passer à la
chronicité.

L'eczéma chronique du pavillon est caractérisé, par la
présence, à la surface de celui-ci, de croûtes blanches,

sèches, qui s'enlèvent facilement, se reproduisent de même, s'accompagnent de fissures de la peau. Il détermine des gerçures, des œdèmes tenaces et de véritables hypertrophies de toute la peau du pavillon. Dans quelques cas, l'eczéma donne naissance à une symptomatologie un peu spéciale. Ce qui frappe le plus, c'est l'écoulement d'un liquide séro-purulent assez abondant et l'obstruction très rapide du conduit, par suite de la tuméfaction de sa paroi. Dans les formes chroniques anciennes, la production de croûtes se mélangeant au cérumen donne naissance à des bouchons qui obturent l'oreille plus ou moins complètement. (Voy. *Bouchons épidermiques*).

Dans l'eczéma du conduit, il y a toujours des démangeaisons très vives, qui amènent le malade à se gratter, et ces lésions de grattage entretiennent l'inflammation de l'épiderme, empêchant toute guérison.

L'eczéma peut amener, au bout d'un temps plus ou moins long, le rétrécissement, l'atrésie du conduit auditif.

Traitement. — 1° **Traitement prophylactique.** — La première chose à faire pour éviter la production de lésions eczémateuses, c'est de soigner les écoulements d'oreille qui sont souvent la cause de l'eczéma, d'isoler la peau du conduit, de supprimer tout pansement irritant dans les affections chroniques de l'oreille et aussi de soigner la diathèse qui est souvent la cause de productions eczémateuses (arthritisme, diabète, etc.).

2° **Traitement local.** — Il est différent, suivant que l'on s'adresse à la forme aiguë ou à la forme chronique.

Dans l'eczéma aigu, le traitement devra être avant tout CALMANT. Pour calmer les démangeaisons et irritations, il faut recourir à l'emploi de poudres dont le pouvoir antifermentescible et calmant est incontestable.

Voici une bonne formule :

Poudre de talc.....................	30 grammes.
Poudre d'oxyde de zinc............	10 —

Ces poudres agissent en isolant les parties malades et en les mettant à l'abri du contact de l'air. C'est là une bonne condition pour faire cesser les démangeaisons.

Lorsqu'il y a à la surface des croûtes, des concrétions, il faut, avant l'application de la poudre, décaper les téguments. On ramollit les croûtes à l'aide d'un corps gras ; ainsi imbibées, elles se gonflent et se détachent spontanément sans aucun suintement sanguin. La pommade à l'oxyde de zinc est tout à fait indiquée. On appliquera de façon permanente sur l'oreille jusqu'à la chute des croûtes la pommade suivante :

> Vaseline.......................... 20 grammes.
> Oxyde de zinc.................... 2 —

Lorsque l'inflammation est moins marquée et si l'affection ne guérit pas rapidement, on emploiera des *pommades résolutives ;* par exemple : pommade au calomel, à l'oxyde jaune à 1/20, à l'ichtyol à 1/20.

Si l'eczéma malgré tout devient chronique, ou si l'on est appelé à soigner le malade à cette phase, il convient, tout comme dans la forme aiguë :

1° De **décaper** les surfaces malades en enlevant les croûtes, les bouchons de desquamation épidermique dans le conduit.

2° Puis de sécher bien exactement et **d'appliquer des pommades modificatrices**, à l'ichtyol à 1/20, ou une solution de nitrate d'argent à 1/20.

3° **Traitement général.** — C'est celui de l'eczéma. Il sera prescrit ainsi : suppression des excitants, modification de l'état général suivant le tempérament ou l'état actuel. Aux scrofuleux on ordonne l'huile de foie de morue, les eaux sulfureuses, les préparations iodo-iodurées ; aux arthritiques, les alcalins : Pougues, Vichy, Vals.

Otite externe.

L'otite externe ou l'inflammation de la peau qui recouvre le conduit auditif et le pavillon peut atteindre la totalité de la peau du pavillon et du conduit, déterminant ce que l'on appelle : l'*otite externe diffuse.*

Ou bien, au contraire, l'inflammation peut se localiser dans les glandes sudoripares ou sébacées dont la paroi est abondamment pourvue et donner naissance à l'otite externe circonscrite ou *furoncle de l'oreille.*

OTITE EXTERNE CIRCONSCRITE. — Le *staphylocoque* est ici, comme pour toutes les furonculoses, l'agent effectif de la suppuration. Ce microbe, qui peut exister à l'état normal dans le conduit, est souvent apporté par les inoculations septiques, lésions de grattage, soit avec le doigt, instruments, cure-oreilles plus ou moins propres. L'état antérieur du conduit, les lésions eczémateuses notamment, favorisent l'invasion.

Les agents infectieux peuvent être apportés par le pus issu [de l'oreille dans l'otite moyenne suppurée aiguë ou chronique.

L'*état général* du malade doit aussi entrer en ligne de compte. Ce n'est là parfois qu'une localisation spéciale d'une furonculose généralisée. Elle peut se rencontrer au décours de certaines dyscrasies, du diabète, dans la convalescence des maladies infectieuses.

Symptomatologie. — Signes fonctionnels. — La caractéristique du furoncle de l'oreille est d'être très douloureux.

La douleur spontanée est toujours très marquée ; elle siège dans le conduit et s'irradie dans la face et vers le cou. Le moindre mouvement imprimé au pavillon provoque des douleurs très vives ; de même les mouvements de mastication, les mouvements de la tête et du cou sont également très pénibles.

SIGNES PHYSIQUES. — L'examen du conduit nous montre, tout à fait au début, une sorte de petite induration rouge vif, qui fait saillie sur une des parois du conduit et autour de laquelle la peau du conduit est très rouge. Si on la touche avec un stylet, on détermine une sensation douloureuse des plus vives.

Les jours suivants la petite tuméfaction s'acumine davantage, présente un point blanc à son extrémité et finalement laisse sortir une sorte de petit bourbillon avec quelques gouttelettes de pus. Il n'est point rare de constater dans le conduit un ou plusieurs furoncles évoluant presque simultanément ou successivement. Il en résulte alors de l'*œdème* et de l'obstruction presque complète du conduit auditif.

Lorsque l'œdème est très marqué, il gagne souvent une partie du pavillon, la région prétragale et le sillon rétromaxillaire. Il y a de l'*adénite*, notamment en avant de l'oreille, et la pression est douloureuse à ce niveau.

L'évolution du furoncle de l'oreille, s'il est isolé, ne dure que quatre à cinq jours, la suppuration et l'élimination du bourbillon amènent rapidement un soulagement à tous les phénomènes douloureux; mais il est commun de voir se développer de nouveaux foyers à la suite du premier et l'affection traîner pendant plusieurs semaines. La contamination se fait par le pus du premier furoncle qui infecte les follicules pileux voisins.

Quelquefois, l'inflammation peut gagner l'oreille moyenne et amener l'otite moyenne purulente aiguë. Rarement, e'le s'étend au tissu sous-cutané, déterminant l'abcédation du conduit auditif.

Diagnostic. — Le diagnostic est évidemment facile lorsqu'il s'agit d'un furoncle dont on peut constater directement la présence dans le conduit avec ses caractères douloureux et sa forme acuminée toute spéciale.

Mais parfois le diagnostic est très difficile avec une *otite moyenne aiguë* et même avec la *mastoïdite aiguë*, en particulier lorsqu'il y a obstruction du conduit. C'est ainsi que des trépanations mastoïdiennes ont été faites alors qu'il s'agissait d'une simple furonculose.

Pour faire le diagnostic de furoncle dans les cas difficiles, il faut en étudier soigneusement les symptômes ; il convient de donner une grande importance à la douleur provoquée par la traction du pavillon et par la pression prétragale qui semble la caractéristique du furoncle du conduit. S'il existe du gonflement rétro-auriculaire dans la furonculose, celui-ci est superficiel; il n'y a pas de point douloureux mastoïdien, à la pointe ou à la base, comme dans l'otite aiguë et la mastoïdite.

En outre, lorsqu'il est possible, l'examen du conduit à l'aide d'un spéculum dilatateur, montrera l'état de la membrane du tympan.

On ne prendra pas pour un furoncle la saillie plus ou moins acuminée que l'on voit sous la peau du conduit, dans certains *abcès mastoïdiens* qui viennent s'ouvrir directement dans le conduit auditif externe.

Traitement. — **1° Traitement local.** — Pendant toute la période du début le traitement doit être *avant tout médical.* Il faut calmer l'inflammation à l'aide de pansements humides. Il convient de faire une ou deux fois par jour le pansement suivant :

Mettre dans le conduit une mèche de gaze souple absorbante sur laquelle on versera la solution suivante *en bains d'oreille* :

Liqueur de Van Swieten......... $\Big\}$ ãã 100 grammes.
Glycérine neutre...............

après l'avoir fait au préalable tiédir dans une petite cuiller au-dessus d'une lampe à alcool.

Extérieurement, on appliquera de larges pansements humides, à l'aide de compresses trempées dans l'eau aussi chaude que le malade pourra la supporter, que l'on fera

renouveler toutes les deux heures et que l'on maintiendra
en place à l'aide d'un bandeau autour de la tête.

QUAND DOIT-ON INCISER LE FURONCLE ? — Il faut inciser
le furoncle pour retarder sa période d'évolution, abréger
les phénomènes douloureux, faciliter l'élimination du bourbillon et en empêcher aussi le décollement de la peau du
conduit et la production d'abcès, d'adénite à distance.
Mais il convient de ne pas faire cette opération trop tôt.
A notre sens, on ne doit inciser le furoncle que lorsqu'il
est nettement acuminé et lorsque l'on constate que sa
pointe va, une fois ouverte, donner passage au bourbillon.

MANUEL OPÉRATOIRE. — L'incision peut se faire, soit
avec le bistouri, soit avec le furonculotome de Hartmann
(fig. 42).

Fig. 42. — Furonculotome de Hartmann.

CONVIENT-IL DE FAIRE L'ANESTHÉSIE PRÉALABLE ? —
Celle-ci est souvent inefficace, la cocaïne ne pénétrant
pas la peau, mais le mélange de Bonain en applications
locales donne parfois une anesthésie suffisante.

TECHNIQUE. — Après antisepsie de la région, tenant le
bistouri comme une plume à écrire, incisez au point le
plus acuminé, en piquant avec la pointe et en la rame-
nant vers l'intérieur du conduit. Une légère pression fait
ensuite sortir le bourbillon; mais n'insistez pas trop, car
cette manœuvre est toujours très douloureuse.

Badigeonnez légèrement la cavité furonculeuse à l'aide
de teinture d'iode et mettez une petite gaze très fine entre
les lèvres de la plaie pour faciliter le drainage ; laissez
à demeure une longue mèche imbibée de liqueur de Van
Swieten qui est introduite dans toute la longueur du
conduit ; un bourrelet de ouate dans le pavillon complé-
tera le pansement. Le malade portera ce pansement pendant
vingt-quatre heures ; vous le changerez vous-même. Au

bout de quarante-huit heures, lorsque l'inflammation a disparu, remplacer le pansement humide par un pansement sec et badigeonner le conduit à la solution iodée qui abrège notablement la période terminale et empêche la repullulation de nouveaux furoncles.

Les instillations antiseptiques d'alcool préviennent les récidives. On fera bien aussi d'examiner le conduit pendant sept à huit jours de temps à autre et si l'on voit réapparaître un point rouge, on le touchera avec un peu de teinture d'iode ou une solution iodée d'acétone dont on connaît les propriétés abortives.

2° **Traitement général.** — Le traitement général sera toujours adjoint au traitement local. Il convient, dès le début, de donner au malade une purgation, de lui prescrire deux ou trois cuillers à café de levure fraîche de bière et de rechercher aussi, s'il n'y a pas dans son état général une tare (diabète, albuminurie) qu'il convient de traiter sérieusement. On évitera peut-être ainsi les récidives.

3' **Traitement prophylactique.** — Dans un but *prophylactique*, on recommandera également au malade de ne point s'introduire d'instrument dans les oreilles ; on soignera certaines lésions de la peau du conduit, lesquelles participent à la greffe des germes septiques (eczéma, bouchon épidermique). De même on s'appliquera à tarir certaines suppurations de l'oreille moyenne.

Ce qu'il ne faut pas faire. — Le traitement du furoncle du conduit demande de la part du médecin une certaine habitude et un certain doigté. Il convient de ne pas faire d'incisions hâtives, elles sont au moins inutiles, car la plupart du temps on les fait à côté du furoncle, celui-ci n'étant pas encore acuminé; elles sont en outre extrêmement douloureuses.

L'incision une fois faite, ne pas presser sur le conduit, manœuvre inutile et pénible. Les injections, les lavages de l'oreille sont tout à fait inutiles et sont de plus très mal supportées.

Sous le prétexte de calmer les douleurs, ne mettez pas dans le conduit de substances adoucissantes comme huile de jusquiame, laudanum, qui deviennent de véritables milieux de culture pour les agents pathogènes.

OTITE EXTERNE DIFFUSE. — L'otite externe diffuse ressemble beaucoup à la précédente.

Etiologie. — Le mode d'infection, les agents infectieux sont tout à fait les mêmes, seulement au lieu de déterminer une collection localisée dans les glandes sudoripares ou sébacées, l'inflammation se diffuse à toute la peau du conduit.

Les mêmes causes la déterminent; toutes les causes d'irritation, les lésions de grattage, les injections de liquides irritants dans la caisse et le pus venu de l'oreille moyenne; les sujets à peau fine, les enfants lymphatiques y sont enclins ; de même les maladies générales au moment de leur convalescence y prédisposent également.

Symptomatologie. — Les symptômes sont à peu près les mêmes que dans la furonculose, mais ici on ne retrouve plus cette saillie acuminée : il y a un gonflement diffus dans tout le conduit, d'où son obstruction plus ou moins complète. La douleur est très vive ; elle présente des irradiations vers la face et vers le cou; elle s'accompagne toujours d'adénite de voisinage. Par le conduit s'écoule un liquide séreux ou séro-purulent.

Lorsque l'inflammation est moins vive, le conduit se débouche petit à petit et la peau se desquame sous forme de larges lamelles épidermiques.

Plus rarement l'inflammation envahit les tissus sousjacents, la tuméfaction augmente et détermine du gonflement qui peut aller jusqu'au périoste. Une collection purulente se forme ; elle peut s'ouvrir soit dans le conduit — fait le plus fréquent, — soit en arrière dans la région mastoïdienne, soit en avant de l'articulation de la mâchoire, mais ce sont là des terminaisons tout à fait exceptionnelles.

L'otite externe évolue en général pendant deux ou trois semaines et se termine par la résolution complète. Quelquefois cependant on peut observer le passage *à l'état chronique* et il se produit une sorte de desquamation épidermique avec suintement et magma séro-purulent souvent très fétide qui amène ultérieurement l'atrésie du conduit.

Traitement. — Le *traitement* consiste en applications calmantes, locales, humides, analogues à celles du furoncle.

Il sera aussi prophylactique (Voy. page 89).

Corps étrangers de l'oreille.

Les corps étrangers les plus divers peuvent être introduits dans l'oreille.

Il peut s'agir de *corps vivants* : des animaux peuvent en effet s'introduire dans le conduit auditif, des mouches, perce-oreilles, moucherons, en particulier des larves d'insectes. Dans l'otite suppurée des mouches attirées par l'écoulement purulent déposent leurs œufs à l'entrée du conduit ; il en résulte bientôt des larves : dans un cas il nous a été donné d'en extraire successivement dix du conduit auditif de la caisse.

Parmi les *corps inertes*, il y a lieu d'en distinguer deux sortes dont la symptomatologie est tout à fait variable, ou bien il s'agit de corps *durs* : cailloux, perles, noyaux, pointes de crayon. D'autres, au contraire, sont *mous* (graines, ouate), et certains d'entre eux (en particulier les graines) ont comme caractère de *se gonfler* et d'augmenter de volume par imbibition.

C'est naturellement chez *les enfants* que l'on rencontre le plus souvent les corps étrangers de l'oreille : en jouant, ils introduisent dans leur conduit auditif ou dans celui de leurs camarades les menus objets qui leur sont familiers. Le corps étranger est enfoncé plus ou moins profondément dans le conduit, souvent il dépasse la portion rétrécie du conduit, allant se fixer au voisinage du tympan.

La muqueuse se gonfle à son contact et le corps étranger se trouve définitivement enclavé.

Symptomatologie. — La symptomatologie est très variable.

Les symptômes peuvent être *nuls*. Le conduit auditif pouvant les tolérer sans aucune espèce de réaction ; c'est ainsi qu'au cours de l'extraction d'un bouchon de cérumen il est commun de rencontrer des corps étrangers qui petit à petit se sont enrobés de cérumen n'éveillant aucun symptôme pénible.

Mais généralement ils occasionnent plus ou moins rapidement toute une série de troubles.

C'est une sensation de *gêne* dans le conduit, de *bouchage*, de la *surdité* plus ou moins complète avec bourdonnements, tous symptômes qui sont surtout marqués avec les corps étrangers mous susceptibles de se gonfler.

Les *phénomènes réflexes* peuvent être graves ; c'est ou bien des vertiges ou de la toux ou même des crises épileptiformes. Ces symptômes sont surtout très marqués dans les cas de corps étrangers animés.

Enfin il est tout un groupe de *phénomènes inflammatoires* qui ne tardent pas à survenir dans le conduit soit du fait de la présence des corps étrangers, soit à la suite des tentatives maladroites pour en pratiquer l'extraction. C'est du gonflement, de la rougeur du conduit avec otite externe dont l'œdème masque bientôt le corps étranger, de l'otite moyenne suppurée avec toutes ses conséquences : mastoïdite, complications cérébrales.

Diagnostic. — Le diagnostic nécessite toujours un examen otoscopique. Bien que les *commémoratifs* fournis par le malade aient une certaine importance ; il faut tenir compte des fausses sensations qui, dans le conduit auditif comme ailleurs, font croire à la présence de corps étrangers (*corps étrangers imaginaires*) et aux faux renseignements fournis par les enfants pour se disculper.

Il convient donc de pratiquer un examen systématique
du conduit avec l'otoscope; la vue permettant de reconnaître le corps étranger à sa couleur. Le toucher à l'aide
du stylet aide beaucoup à reconnaître la présence de
celui-ci, en particulier quand les parois du conduit
sont gonflées ou quand il est masqué par du cérumen :
on arrive alors sur un corps dur au milieu de la substance molle cérumineuse. Cette exploration doit être faite
avec la plus grande prudence et une grande légèreté de
main. Il ne faut pas oublier que la plupart des complications graves à la suite des corps étrangers de l'oreille
ont été consécutives aux tentatives maladroites pour en
pratiquer l'extraction.

Traitement. — C'est à propos des corps étrangers
de l'oreille qu'il convient de bien savoir non seulement
ce qu'il faut faire, mais surtout ce qu'il ne faut pas faire.

1° **Lavage**. — Le moyen le plus simple et qui amènera l'extraction neuf fois sur dix est de pratiquer un
simple *lavage du conduit* à l'aide d'eau bouillie et d'une
seringue munie d'un embout en caoutchouc, le pavillon
étant attiré en haut et en arrière (Voy. p. 61, *Lavage du
conduit*). Le jet doit être dirigé vers l'espace resté libre
entre le conduit et le corps étranger. Envoyé doucement
d'abord, il doit avoir ensuite une certaine force. On
recommencera l'opération plusieurs fois de suite jusqu'à
ce que le corps étranger sorte.

Après le lavage, sécher le conduit avec du coton hydrophile.

On pourra, en cas d'échec et si rien ne presse, recommencer le lavage le lendemain, prescrire dans l'intervalle
l'instillation de quelques gouttes d'alcool absolu, qui joint à
des propriétés antiseptiques, un grand pouvoir rétractile
sur la peau du conduit.

Si l'on échoue, cela est dû à ce que le corps est
enclavé dans le conduit. L'enclavement est amené par le

gonflement du corps étranger lui-même, la tuméfaction des parois et souvent par l'irritation produite lors des tentatives antérieures d'extraction. On est alors autorisé à pratiquer l'extraction par le conduit à l'aide d'instruments.

2° **Extraction à l'aide d'instrument.** — Celle-ci sera toujours faite *sous le contrôle de la vue, à l'aide du spéculum* d'oreille et d'un bon éclairage.

L'*immobilité* doit être absolue; aussi chez l'enfant est-il de règle de pratiquer cette opération sous le chloroforme.

Fig. 43. — Pince du professeur Duplay.

INDICATIONS. — Lorsque l'extraction par les lavages répétés a échoué, lorsqu'il y a otite moyenne avec rétention derrière le corps étranger commandant d'agir au plus tôt et si le seringuage échoue, il faut rapidement procéder à l'extraction à l'aide d'instruments.

INSTRUMENTS. — Nombreux sont les instruments extracteurs employés par les différents auteurs; ce sont des pinces, des crochets ou des leviers articulés.

Les pinces ordinaires ne peuvent s'ouvrir suffisamment une fois introduites dans le conduit, il faut employer des pinces à ouverture terminale (fig. 43 et 45).

Mais le meilleur instrument est un crochet ou levier coudé et mousse, une simple tige en fer doux que l'on façonnera extemporanément suffira tout à fait. On rejettera tous les crochets pointus ou piquants dont la manipulation est dangereuse dans le conduit.

TECHNIQUE. — Introduire le crochet dans l'espace resté libre entre le conduit et le corps étranger, le pousser au delà

Fig. 44. — Levier courbe.

de celui-ci et lui faire exécuter un mouvement de rotation, de façon que la partie recourbée se place en arrière du

Fig. 45. — Pince de Mahu.

corps à extraire, attirer à soi le crochet qui ramène le corps étranger (fig. 47).

Fig. 46. — Levier courbe à crochet mousse.

3° **Extraction par voie rétro-auriculaire.** — Elle ne doit être employée que lorsque les tentatives par les voies naturelles auront échoué ou lorsqu'il y a des complications graves en imminence (mastoïdite, accidents cérébraux).

L'opération consiste à inciser les téguments dans le
sillon rétro-auriculaire, à décoller le conduit membraneux et à le fendre perpendiculairement à son axe dans
sa partie la plus profonde. On a ainsi sous les yeux le
conduit osseux large, court comme sur un squelette. Il est

Fig. 47. — Extraction de corps étranger avec le crochet.

généralement très facile d'enlever le corps étranger avec
une pince ou une irrigation.

S'il est enclavé dans la caisse il est parfois nécessaire
de réséquer le mur de la logette des osselets pour réussir
l'extraction

Ce qu'il ne faut pas faire. — Les complications dues
aux corps étrangers de l'oreille sont amenées presque toujours par les tentatives maladroites d'extraction.

Il convient donc pour la thérapeutique de se soumettre aux règles de technique sur lesquelles nous avons insisté.

Avant de pratiquer toute manœuvre d'extraction, assurez-vous avec le spéculum que le corps étranger existe bien effectivement dans l'oreille, sinon, vous vous acharnerez à rechercher des corps étrangers qui, ici comme pour les autres conduits, peuvent être *purement imaginaires*.

Ne jamais essayer l'extraction des corps étrangers d'emblée avec des instruments : cette pratique est au moins inutile puisqu'un simple lavage suffit la plupart du temps. Elle est en outre dangereuse en des mains inexpérimentées.

Voici en effet comment les choses se passent la plupart du temps : Un enfant s'est introduit une perle, un caillou, un noyau dans l'oreille ; le médecin aussitôt appelé se munit d'une pince, fait de vains efforts pour l'extraire. Le manœuvrant à l'aveugle, il dérape sur la surface lisse et ne réussit qu'à l'enfoncer davantage, l'amenant dans la profondeur du conduit d'où il sortira plus difficilement à cause de l'étroitesse de l'isthme. S'il s'acharne dans ses recherches, il peut léser le tympan et l'enfoncer jusque dans la caisse, amenant de l'otite moyenne avec toutes ses conséquences : « Ainsi chaque année nombre d'enfants sont médicalement tués de par le monde, dont l'histoire reste naturellement ignorée et, chose plus incroyable encore, certains d'entre eux n'*ont pas de corps étrangers de l'oreille!* » (Schwartze, in Lermoyez).

Bouchons de cérumen.

Les glandes sudoripares du conduit auditif sécrètent à l'état normal un produit, appelé *cérumen*, qui tapisse les parois de ce conduit, le protège contre l'introduction de corps étrangers et s'écoule en partie au dehors.

Quelquefois, cependant, le cérumen peut être sécrété en trop grande abondance et son accumulation amène une obstruction progressive du conduit auditif constituant le *bouchon de cérumen*.

Étiologie. — C'est une affection qui se rencontre le plus souvent chez l'adulte.

La malpropreté, souvent mise en cause par les malades, ne doit guère entrer en ligne de compte dans l'étiologie.

En effet, des conformations anatomiques diverses, telles que : la présence de nombreux poils à l'entrée du conduit, ou bien le rétrécissement du conduit auditif à sa partie moyenne, peuvent empêcher le nettoyage à l'aide de cure-oreilles, tampon d'ouate, d'aller jusqu'au point où s'accumule le cérumen.

L'introduction dans l'oreille externe d'un corps étranger peut être le point de départ du bouchon. De même, toutes les inflammations de la peau du conduit, toutes les causes d'irritation amènent une exagération dans la production de ce cérumen.

Symptomatologie. — L'histoire d'un malade atteint d'un bouchon de cérumen est toujours à peu près la même : Il se plaint en général d'une sorte de gêne dans l'oreille ; d'autres fois, il est vrai, il ne ressent absolument rien.

Il se présente à vous avec une surdité plus ou moins complète, et, si vous l'interrogez pour lui demander comment s'est produite cette surdité, il vous dit la plupart du temps que celle-ci a été *subite*. C'est souvent après un nettoyage d'oreilles, après un bain, à l'occasion d'un mouvement, du fait de se lever, que la surdité s'est établie complète.

On est en droit de s'étonner de voir une affection à formation aussi longue, déterminer une surdité aussi brusque, mais cela s'explique très facilement. Tant que dans le conduit il persiste un petit pertuis, si réduit soit-il au milieu du cérumen, l'audition reste quasi-normale ;

mais qu'à l'occasion d'un mouvement ou de l'introduction de l'eau dans l'oreille, cet espace vienne brusquement
à disparaître, la transmission du son est supprimée et la
surdité apparaît. Inversement, si le bouchon se sèche, il
peut redevenir perméable et le malade entend de nouveau.

Ces alternatives de surdité et d'audition jointes à la
brusquerie du début doivent faire toujours songer au
bouchon de cérumen.

La surdité s'accompagne souvent de bourdonnements ;
le malade se plaint aussi d'un symptôme pénible : c'est
la résonance de sa voix.

On a signalé également des vertiges, des réflexes, de
la toux opiniâtre, des névralgies, etc.

Si l'on examine le malade simplement, en tirant le
pavillon en haut et en arrière ou à l'aide du spéculum,
on constate dans le fond une masse brune ou jaune, qui
obstrue plus ou moins la lumière du conduit : c'est le
bouchon de cérumen.

L'examen sera complété par le toucher à l'aide du stylet,
qui nous renseigne sur la consistance et l'adhérence du
bouchon de cérumen.

Traitement. — Un bouchon de cérumen doit être
considéré comme un corps étranger de l'oreille et son
extraction se rapproche beaucoup de celle que nous avons
indiquée dans un chapitre précédent.

C'est également le lavage qui en débarrassera le malade,
mais il convient, pour qu'il soit efficace, qu'il n'adhère
pas aux parois et que sa consistance ne soit pas trop
dure.

Si le bouchon est dur, il est indispensable, avant de
l'extraire de le *ramollir au préalable*; dans ce but, on
prescrit, soit des bains d'eau oxygénée qui désagrègent
très bien le bouchon, soit l'instillation dans l'oreille de
quelques gouttes d'une solution glycéri-alcaline.

Voici une bonne formule :

Carbonate de soude............ 1 gramme.
Glycérine .... } ãã 20 grammes.
Eau .... }

Vous faites répéter ces instillations pendant deux ou trois jours de suite, jusqu'à ramollissement complet du bouchon.

Extraction proprement dite. — Pour extraire un bouchon de cérumen, le seul instrument dont on soit autorisé à se servir est la seringue chargée d'eau alcaline dissolvante.

L'injection doit être faite suivant les règles que nous avons indiquées à propos des corps étrangers de l'oreille ; le jet doit être dirigé tangentiellement à l'une des parois du conduit, pour que l'eau s'insinue entre le bouchon et le conduit et ramène le cérumen vers le méat auditif. Il est généralement expulsé d'un seul bloc, ou en deux ou trois parties successives.

Une question vous sera souvent posée : Comment faire, pour *éviter à l'avenir une nouvelle accumulation* de cérumen ?

Comme il s'agit d'une sécrétion naturelle, il est bien difficile d'en empêcher la reproduction. Tout ce que l'on peut dire au malade, c'est la façon de se nettoyer les oreilles à l'aide d'un peu de ouate roulée à l'extrémité d'une tige en bois qu'il imbibe au préalable d'alcool ou d'un peu de glycérine, corps qui jusqu'à un certain point limitent la sécrétion cérumineuse. Si le cérumen se reproduit rapidement, on pourra lui conseiller de se faire de temps à autre des lavages à l'aide d'une solution alcaline et d'un bock.

Ce qu'il ne faut pas faire. — C'est d'enlever à l'aide d'instruments (pinces, stylet) le bouchon de cérumen trop dur, avant de l'avoir au préalable ramolli.

Les instruments en des mains peu expérimentées sont en effet dangereux ici comme dans les corps étrangers de l'oreille, à cause des éraillures et même des blessures des parois du conduit, de la membrane du tympan qu'ils peuvent déterminer. Il faut prendre garde aussi de ne pas faire l'injection perpendiculairement au bouchon de cérumen, on pourrait l'enfoncer brusquement en masse, et déterminer des vertiges violents.

L'extraction une fois faite on prescrira, à la suite, un traitement émollient, qui a pour but de calmer l'irritation du conduit qui l'accompagne toujours (huile mentholée à 1 p. 100 — glycérine et liqueur de Van Swieten à parties égales).

Enfin, on ne fixera jamais de pronostic au point de vue de *l'audition du malade* sans avoir fait au préalable l'épreuve classique du Rinne et du Weber; sans cela, on s'exposerait à promettre au malade une guérison, après l'ablation du bouchon de cérumen, alors qu'en réalité, il s'agit d'une surdité dépendant de l'oreille moyenne ou de l'oreille interne.

Il faut être aussi prévenu de ce fait, que l'audition ne revient pas toujours complètement après l'extraction du bouchon, en particulier, dans les cas anciens. Il reste souvent, après l'extraction, des bruits subjectifs, de la gêne dans l'oreille, qui résultent soit de la congestion, soit de l'enfoncement du tympan.

Bouchons épidermiques.

Une autre variété de concrétion naturelle peut obturer complètement le conduit, c'est le bouchon épidermique.

Il est constitué par des lamelles de desquamation de la peau, qui, dans l'otite externe par exemple, dans l'eczéma du conduit, ne tardent pas à remplir et à obstruer tout son intérieur. Formé par une masse blanche, à structure lamelleuse, ressemblant beaucoup comme constitution au *cholestéatome*, le bouchon épidermique s'en distingue en ce que les lamelles du cholestéatome prennent toujours naissance dans la caisse et n'envahissent le conduit que secondairement à travers une large perforation de la membrane du tympan.

Les bouchons épidermiques sont très adhérents aux parois du conduit, les refoulent à la longue, envahissent dans certains cas les régions voisines, et il est commun d'enlever un bouchon épidermique du volume d'une grosse noisette contenu dans un conduit anormalement dilaté ; on constate toujours sur la peau avoisinante des lésions de dermatite desquamative.

La constitution du bouchon épidermique est, comme on voit, toute différente de celle du bouchon de cérumen. Le traitement en est également distinct.

Traitement. — Les bouchons épidermiques sont toujours difficiles à enlever à cause de leur adhérence aux parois du conduit.

Ils s'en décollent beaucoup plus difficilement !que le vulgaire bouchon de cérumen. Comme il s'agit de productions épidermiques, il faut s'adresser à des corps qui dissolvent l'épiderme ; par exemple à une mixture salicylée :

> Huile de vaseline stérilisée........... 30 grammes.
> Acide salicylique.................... 0^{gr},40

ou bien, simplement instiller quelques gouttes d'*alcool absolu* dans le conduit.

L'extraction du bouchon peut se faire également par des irrigations, mais le plus souvent, on est obligé d'enlever à la pince et sous le contrôle de la vue, successivement les lamelles imbriquées qui le constituent.

Les bouchons épidermiques récidivent avec une très grande facilité. On essaiera de modifier la peau du conduit par des instillations soit d'alcool absolu, soit d'alcool boriqué saturé, soit de sublimé à 1/1000.

Tumeurs du conduit auditif.

Différentes tumeurs peuvent envahir le conduit auditif, ce peut être des *condylomes*, des *néoplasmes*, mais surtout des *exostoses*.

Les *condylomes syphilitiques*, tumeurs de la période tertiaire de la syphilis, s'observent parfois dans le conduit. Des *polypes* peuvent y être constatés également à la suite d'une ostéite limitée du canal osseux, ou bien d'une suppuration voisine (cellules mastoïdiennes) qui vient s'ouvrir dans le conduit.

Les *tumeurs malignes* (cancer, épithélioma) ne présentent ici rien de particulier.

Plus intéressante pour nous est l'étude des exostoses.

EXOSTOSES DU CONDUIT. — L'exostose constitue une sorte de petite tumeur osseuse, qui obstrue la lumière du conduit auditif externe.

Étiologie. — La cause en est très mal déterminée.

Dans certains cas, on a pu incriminer la syphilis, mais cette étiologie fait souvent défaut.

On regarde les exostoses comme dues parfois à des troubles de développement. Mais la plupart du temps ce sont des tumeurs d'irritation et on les rencontre après les anciennes otites.

Elles peuvent être ou bien pédiculées dans le conduit ou bien sessiles.

Symptomatologie. — Ce sont généralement des masses dures et éburnées, constituées par de l'os compact, et c'est souvent par hasard qu'elles sont reconnues.

D'autres fois, c'est pour de la surdité, des bourdonnements que les malades viennent vous consulter.

Si l'on examine leur conduit, on voit qu'il est obstrué

par une tumeur qui quelquefois le bouche complètement et qui offre une consistance dure au toucher avec le stylet.

Traitement. — Le traitement consiste avant tout à rétablir l'audition. On pourra dégager la portion qui reste du conduit auditif et lui rendre une perméabilité suffisante pour la transmission des ondes sonores.

Mais si l'obstruction est complète, il faut à tout prix supprimer l'exostose, surtout à cause des phénomènes de rétention auxquels elle expose l'oreille, en particulier dans l'otite purulente.

L'exostose s'enlève *par le conduit* à la gouge et au maillet. Quelquefois, il est impossible de l'atteindre directement par les voies naturelles, on doit alors pratiquer l'extraction par la voie plus large et plus facile, *la voie rétroauriculaire*.

Il est tout à fait inutile et même dangereux, dans l'état actuel de nos connaissances, d'employer pour la guérison certains moyens qui ont eu longtemps leur vogue, par exemple, d'essayer de pratiquer la nécro-exostose par la cautérisation chimique, le galvanocautère, etc. La perforation de l'exostose ne donne pas grand résultat et n'est plus employée aujourd'hui.

MALADIES DE LA MEMBRANE DU TYMPAN

Traumatismes.

Les *traumatismes* de la membrane du tympan sont tantôt de simples *piqûres* faites à l'aide d'une épingle, d'un cure-oreille, etc., tantôt de véritables *ruptures*; celles-ci sont rares. Elles peuvent être la conséquence soit d'une compression, soit d'une décompression brusque (par exemple dans une caisse à plongeur), ou bien d'un coup appliqué sur l'oreille, d'une contusion violente du crâne ou parfois d'une tentative maladroite d'extraction d'un corps étranger, celui-ci pouvant être refoulé à travers la membrane tympanique.

Symptomatologie. — Au moment où l'accident se produit, le malade ressent une très vive douleur, il entend dans l'oreille une sorte de claquement. Parfois, il éprouve un violent vertige et tombe en syncope.

Une hémorragie plus ou moins importante se produit et la surdité est immédiate.

Si l'on examine le tympan, le conduit étant débarrassé du sang qui l'encombre, on aperçoit une déchirure de forme étoilée, linéaire, occupant généralement le cadran postéro-supérieur, cette portion de la membrane tympanique étant la moins résistante; les lèvres de la plaie bâillent plus ou moins dans le conduit.

Diagnostic. — Le diagnostic de rupture tympanique doit être établi nettement pour ne point la confondre, dans les grands traumatismes du crâne, avec la *fracture du rocher* en particulier. Mais les fractures du rocher présentent des signes tout à fait particuliers, s'accompagnent souvent de paralysie du nerf facial, d'issue par l'oreille du liquide céphalo-rachidien et d'écoulement sanguin, beaucoup plus abondant.

Traitement. — Deux complications sont à redouter dans les plaies de la membrane tympanique, c'est l'inflammation et la suppuration de l'oreille moyenne. ·

Aussi, convient-il de pratiquer aussitôt l'accident un nettoyage aussi aseptique que possible du conduit et de la petite plaie tympanique.

Le mieux est de prescrire quelques bains d'eau oxygénée et de laisser dans le conduit des mèches de gaze aseptique ou iodoformée.

Il faut recommander également au malade de ne pas se moucher, ni faire tout ce qui, momentanément, peut augmenter la pression de l'air à l'intérieur de la caisse et amener une nouvelle rupture de la membrane qui est en train de se cicatriser.

Myringite.

Coïncidant le plus souvent avec une inflammation de l'oreille moyenne, l'inflammation de la membrane tympanique ou myringite s'observe cependant à l'état isolé.

On décrit deux formes de myringite : la forme aiguë et la forme chronique.

MYRINGITE AIGUE. — Elle est produite, soit par une brûlure, soit par un coup de froid, après un changement brusque de la température extérieure.

Symptomatologie. — Le malade ressent des douleurs dans l'oreille, douleurs accompagnées de bourdonnements et de fièvre. Si l'on examine la membrane tympanique, on constate qu'elle est rouge et qu'elle présente à sa surface des phlyctènes remplies de sang ou de sérosité. Dans son ensemble, le tympan est rouge et il y a une véritable inflammation dans son épaisseur.

Une fois que la myringite aiguë est constituée, il est très difficile de savoir si cette inflammation est localisée uniquement à la membrane du tympan et s'il n'y a point de réactions du côté de l'oreille moyenne.

Traitement. — Le traitement de la myringite aiguë consiste à faire faire dans le conduit des bains émollients, aussi chauds que le malade pourra les supporter. Si la suppuration atteint malgré tout l'oreille moyenne, le traitement se confond avec celui de cette dernière affection.

MYRINGITE CHRONIQUE. — La myringite chronique est une affection très rare.

Elle succède le plus souvent soit à la forme aiguë, soit à un mauvais état de la peau du tympan et de la portion avoisinante du conduit, par exemple, dans l'eczéma du conduit, le bouchon de cérumen, etc.

Il s'agit en réalité d'altérations secondaires du tympan, avec desquamation plus ou moins intense, épaississement de la membrane tympanique.

Le tympan se montre avec un aspect gris pâle, recouvert de lamelles épidermiques. Le malade ne signale pas de symptômes fonctionnels.

Traitement. — Le traitement consiste à faire des cautérisations avec une solution de chlorure de zinc à 1 p. 10 pour détruire les petites granulations qui parfois recouvrent la surface de la membrane tympanique; on fera ensuite un pansement avec des tampons de gaze aseptique et plus tard des pansements secs avec des poudres aseptiques telles que l'acide borique, de la poudre d'iodoforme, etc...

Otomycose.

L'otomycose est une véritable *otite externe parasitaire* qui est due à la pullulation d'un *champignon* qui pousse dans les profondeurs du conduit auditif, au voisinage du tympan.

Le développement de ce champignon est favorisé par la malpropreté. Les lésions antérieures de la peau semblent être des conditions indispensables pour la pullulation du parasite.

Ces parasites ne donnent lieu généralement à aucun symptôme, à part une simple gêne et quelques démangeaisons. Ils amènent une desquamation de l'épiderme, et la production d'un bouchon épidermique.

On constate dans le conduit des taches brunes ou noires, caractéristiques, mais le diagnostic ne peut être établi de façon sûre qu'à l'examen à la loupe ou au microscope qui permet de reconnaître la présence des spores.

Le traitement consiste, après avoir enlevé à l'aide de

lavages les lamelles épidermiques, à ordonner un traitement antiparasitaire, constitué essentiellement par des
instillations dans le conduit, d'alcool absolu ou d'alcool
boriqué.

MALADIES DE L'OREILLE MOYENNE

Otite moyenne aiguë.

L'otite moyenne aiguë est une affection des plus fréquentes. Elle peut être le point de départ de troubles auditifs
sérieux et engendrer les complications souvent plus graves.

D'autres fois également, elle peut devenir l'origine d'un
écoulement interminable de l'oreille, d'une otite moyenne
suppurée chronique.

Si durant le cours de l'otite aiguë la rétention se
produit à l'intérieur de la caisse, le tympan ne se laissant
point perforer spontanément, le pus cherchera à se frayer
une voie vers les régions voisines qui lui sont accessibles.
Il peut gagner l'apophyse mastoïde, donnant naissance à
la mastoïdite, ou bien il remontera en haut, vers la cavité
cranienne, amenant des complications encéphaliques. Il
pourra atteindre de même le sinus latéral, déterminant
soit la thrombose de ce sinus, soit des phénomènes septico-
pyohémiques.

Tout cela nous montre que l'otite aiguë constitue
une affection que tout médecin devrait bien connaître
au point de vue de son étiologie, de son diagnostic et
de sa thérapeutique.

Étiologie. — L'otite moyenne aiguë est une infection
microbienne qui peut atteindre la caisse en suivant différentes voies. L'infection peut en effet se faire, soit par
le conduit auditif externe, soit par la voie de la trompe
d'Eustache, soit, enfin, par l'intermédiaire du système
vasculaire sanguin.

Voie externe. — L'otite moyenne aiguë peut être consécutive à des traumatismes et à des lésions de la membrane tympanique.

Comme nous l'avons vu, l'extraction de corps étrangers de l'oreille, faite à l'aveugle et entre des mains non expérimentées, peut déterminer du côté du tympan des lésions inflammatoires et de l'otite moyenne aiguë.

L'otite externe, la furonculose du conduit par propagation amènent parfois de l'otite moyenne aiguë, de même que tous les phénomènes de compression brusque produits à la surface de la membrane du tympan, à la suite de bains, lavages, etc...

Voie tubaire. — *Origine naso-pharyngée.* — Mais c'est surtout par la trompe que l'infection se fait dans l'otite moyenne aiguë, et chez la plupart des malades, on rencontre à l'origine de l'otite aiguë une *affection rhino-pharyngée.* Tantôt, il s'agit d'une poussée d'adénoïdite, survenant chez un jeune sujet et qui détermine trois ou quatre jours après une inflammation de l'oreille moyenne.

Le coryza purulent peut être également l'origine de l'otite aiguë. Le malade envoie dans sa trompe des germes septiques, en particulier au moment des efforts de mouchage lorsqu'il y a enchiffrènement des cavités nasales.

Enfin, au nombre des causes de l'infection par la voie tubaire, il faut signaler : les lavages du nez qui, faits avec une mauvaise technique, envoient les germes infectieux vers la trompe d'Eustache. Le double tamponnement des fosses nasales emprisonnant un caillot stagnant, véritable bouillon de culture a été souvent la cause également des poussées d'otite aiguë.

De même, tous les catarrhes rhino-pharyngés, qui se rencontrent dans les maladies infectieuses, s'accompagnent très souvent d'otite. C'est ainsi que les fièvres éruptives qui se compliquent le plus facilement d'otite

sont celles qui présentent des déterminations rhino-pharyngées, telles : la rougeole, la scarlatine, etc...

Voie sanguine. — Enfin, il existe des otites dont le
mode d'infection semble avoir emprunté la voie sanguine.

C'est ainsi qu'on les voit survenir au décours de certains états généraux graves : fièvre typhoïde, diphtérie,
dans lesquels le sang charrie des bactéries.

Mais, même dans ces cas, cette voie sanguine semble
être contestable. On peut admettre qu'alors encore, c'est
par la trompe d'Eustache que l'otite aiguë a commencé,
le stade rhino-pharyngé ayant passé inaperçu.

Causes prédisposantes. — Certains sujets présentent
une prédisposition toute particulière à l'éclosion des otites.

La question d'âge doit entrer en ligne de compte. C'est
ainsi que, chez les enfants, l'otite est beaucoup plus fréquente que chez les adultes. On a incriminé dans certains
cas l'hérédité, certaines diathèses, comme la scrofule, etc.

L'influence saisonnière est manifeste. Les otites sont
plus fréquentes en hiver qu'en été, à cause sans doute
des refroidissements plus faciles pendant l'hiver. Dans
certains cas, les otites prennent un caractère d'*épidémi-
cité*; il semble qu'il y ait de véritables épidémies d'otites
et les otites seraient *contagieuses* pour quelques auteurs
(Lermoyez). En réalité, il s'agit, à notre sens, plutôt de
véritables épidémies de grippe, à détermination auriculaire.

Formes cliniques. — *Au point de vue clinique*, il y a
lieu de distinguer deux grandes sortes d'otites moyennes
aiguës.

C'est en premier lieu l'*otite moyenne catarrhale* avec ou
sans épanchement, et en second lieu l'*otite moyenne aiguë
proprement dite* avec ou sans exsudat purulent.

I. *OTITE MOYENNE CATARRHALE AVEC OU
SANS ÉPANCHEMENT*. — L'otite moyenne catarrhale
reconnaît pour cause l'inflammation et l'oblitération de

la trompe d'Eustache qui amènent rapidement des troubles dans l'oreille moyenne, se traduisant la plupart du temps par des exsudations de liquide de la caisse, ce liquide restant d'ailleurs *séreux*, ne renfermant pas de microbes et ne devenant jamais purulent, contrairement à l'otite aiguë qui s'accompagne d'inflammation générale de la caisse avec sécrétion purulente.

L'otite catarrhale aiguë a donc comme étiologie une inflammation partie du rhino-pharynx, qui se transmet d'abord à la trompe et ensuite à l'oreille. Les végétations adénoïdes sont, chez l'enfant, la grande cause de ce catarrhe tubo-tympanique.

Rarement, l'obstruction tubaire peut être produite mécaniquement par des cicatrices. On en a signalé dans la syphilis consécutivement à des plaies situées à l'orifice de la trompe.

C'est une affection du jeune âge, principalement de cinq à vingt ans. Elle est surtout fréquente dans les climats froids et humides. L'hérédité invoquée par différents auteurs a une influence incontestable et il semble plutôt que la prédisposition consiste dans une transmission héréditaire des affections du naso-pharynx.

Pathogénie. — L'obstruction tubaire amène rapidement différents troubles.

L'air ne se renouvelant plus dans la caisse, il en résulte de l'enfoncement de la membrane du tympan et ensuite la dilatation des petits vaisseaux. Ceux-ci ne tardent point à laisser transsuder du sérum amenant la production de liquide dans la caisse.

Sans doute il y a des microbes pathogènes qui, de la trompe, gagnent l'oreille, mais il semble que leur virulence soit atténuée. Il est en tout cas exceptionnel de voir l'épanchement catarrhal passer à la purulence. Peut-être aussi le liquide sécrété est-il bactéricide !

Symptomatologie. — Signes fonctionnels. — L'otite

catarrhale simple est une affection qui est généralement
peu douloureuse, ou, s'il y a de la douleur, tout à fait au
début, elle ne tarde pas à disparaître.

Le malade ressent une sorte de sensation de lourdeur,
de pesanteur et souvent de plénitude dans l'oreille malade.
Il semble, dit-il, qu'il a l'oreille comme bouchée ; à l'occasion d'un mouvement, il peut entendre le liquide qui se
déplace dans l'oreille. D'autres fois, en se mouchant, il
provoque du gargouillement dans son oreille.

L'*audition* est toujours diminuée, elle est en tout cas
variable, c'est-à-dire qu'elle est plus marquée à certains
moments qu'à d'autres.

C'est ainsi, en particulier, qu'elle varie lorsque la
trompe est plus ou moins obstruée, suivant la position
de la tête qui déplace le liquide dans tel ou tel sens : Un
malade peut entendre dans la position couchée, alors
que le liquide est accumulé en arrière, et, au contraire,
il redevient sourd lorsqu'il se tient debout, le liquide
se mettant en contact avec la membrane du tympan et
l'empêchant de vibrer.

Il se produit aussi des améliorations passagères, au
moment où le malade débouche sa trompe, par exemple,
dans l'acte de se moucher.

Le malade entend sa propre voix qui résonne fortement dans l'oreille (*autophonie*). Enfin, il est gêné souvent
par des bourdonnements à timbre variable, par les battements auriculaires.

Signes objectifs. — Si l'on examine le tympan, on
constate qu'au début, il est enfoncé et présente de la
rougeur plus marquée au niveau du manche du marteau
et du mur de la logette. Le triangle lumineux perd son
éclat et peut même disparaître.

Lorsque le liquide sécrété est abondant, il refoule la
membrane du tympan, et l'examen révèle à sa surface
une sorte de *ligne de niveau*. Il est même possible de

voir cette ligne se déplacer avec les différents mouve‐ments de la tête.

Lorsque l'on veut se rendre compte de la perméabilité de la trompe, et que l'on fait l'insufflation avec la sonde d'Itard, on constate que celle-ci est presque toujours com‐plètement obstruée.

Souvent, elle se débouche brusquement, faisant entendre un véritable bruit de claquement et, quand il existe du liquide dans la caisse, on entend à l'auscultation des bruits de gargouillements et de râles, analogues aux râles sous-crépitants.

Si l'on examine l'oreille au point de vue de ses réactions auditives au diapason Vertex, on constate qu'il existe une altération dans l'appareil de transmission (le Weber est latéralisé du côté malade). Le Rinne est négatif, c'est-à-dire que si l'on place le diapason devant le conduit audi‐tif et sur l'apophyse mastoïde, on remarque que le sujet entend plus longtemps par l'apophyse mastoïde que par la voie aérienne.

Cette affection, comme on le voit, est très insidieuse, elle ne s'accompagne que de douleurs insignifiantes. Il n'y a ni fièvre, ni phénomènes généraux et lorsque ceux-ci existent, ils sont sous la dépendance de l'affection générale au décours de laquelle l'otite catarrhale s'est déclarée.

Marche. Pronostic. — L'otite catarrhale peut évoluer vers la guérison, la trompe redevient perméable spon‐tanément, et le liquide qui existe dans la caisse disparaît par résorption. C'est ce qui se produit en particulier, chez les enfants, au décours des poussées d'otite con‐sécutive à de l'adénoïdite aiguë.

Mais la trompe reste souvent obstruée, la membrane tympanique s'affaisse et ne fonctionne plus ; par suite du vide intra-tympanique, elle s'allonge, il en résulte une flaccidité qui la rend impropre à la transmission des ondes sonores. Les osselets s'ankylosent à la longue ; il se produit des adhérences entre la membrane tympanique et les parois profondes de la caisse sur lesquelles elle s'accole. Il en résulte des lésions d'otite *adhésive chronique*, qui persisteront sans aucune tendance à la régression.

Le *pronostic* de cette affection est donc, comme on le voit, très sérieux, et il ne faut pas oublier que les sujets qui en ont été atteints seront toujours et facilement menacés de récidive.

Traitement. — Le traitement de l'otite catarrhale doit avoir essentiellement pour but :

1º De calmer la douleur et les phénomènes inflammatoires de la période de début ;

2º De désobstruer la trompe et d'évacuer le liquide;

3º Le traitement sera également prophylactique, et causal.

1º **Pour calmer les douleurs et l'inflammation du début**. — Il convient d'instiller dans le conduit des solutions analgésiantes.

La glycérine ou l'huile phéniquée à 1/20, dont on injectera quelques gouttes dans le conduit 3 ou 4 fois par jour, remplissent très bien ce but.

Le phénol perd ses propriétés caustiques, lorsqu'il est en dissolution dans la glycérine ou dans l'huile, et il présente un pouvoir remarquablement calmant et sédatif. On pourra adjoindre à ce traitement des bains chauds d'oreille, faits suivant la technique que nous avons exposée (Voy. chap. II), et que l'on renouvellera toutes les deux heures ou toutes les quatre heures.

Dans l'intervalle des pansements, le malade devra garder un tampon d'ouate à l'entrée de l'oreille.

2º **Lorsque l'inflammation est dissipée**. — On se mettra en devoir de faire des insufflations dans *la trompe*, avec la sonde d'Itard, ou à l'aide simplement du Politzer. On ne doit commencer l'administration de douches d'air qu'après la disparition des phénomènes inflammatoires.

Non seulement le cathétérisme désobstrue la trompe. Mais il a aussi pour but, lorsqu'il existe du liquide dans la caisse, d'en pratiquer l'évacuation. Il a des effets immédiats sur l'audition, qu'il peut ramener rapidement.

Rarement, on est obligé de pratiquer l'*incision du tympan*. Mais lorsque l'exsudat persiste malgré les insufflations, il vaut mieux en débarrasser l'oreille par cette petite intervention que d'attendre que la surdité soit complète et définitive.

3° **Traitement prophylactique.** — Le traitement sera également *prophylactique* et *causal*, pour prévenir les récidives.

Nous avons vu que cette affection est presque toujours sous la dépendance d'une inflammation ou d'une obstruction pharyngo-nasale, il convient donc de faire faire au malade des inhalations mentholées qui décongestionnent le nasopharynx.

On enlèvera dans la gorge les amygdales et les végétations adénoïdes et dans les fosses nasales les queues des cornets ; tout ce qui peut, en un mot, être susceptible, soit d'obstruer mécaniquement les trompes, soit d'y amener des poussées inflammatoires.

II. *OTITE MOYENNE AIGUE PROPREMENT DITE.* — **Symptomatologie.** — **Début.** — L'otite moyenne aiguë survient la plupart du temps au décours d'une affection fébrile : maladie infectieuse, grippe, fièvre éruptive. Aussi comprend-on qu'à son début elle puisse passer tout à fait inaperçue, d'autant que dans certains cas, elle peut être tout à fait insidieuse, sans aucune douleur locale. L'on ne s'aperçoit de l'affection auriculaire que par hasard, en découvrant un écoulement de pus par l'oreille.

Quelquefois aussi, le début est en quelque sorte *progressif*, et il y a toute une phase d'otites catarrhales, qui précèdent l'otite aiguë proprement dite.

Mais ce sont là des cas tout à fait exceptionnels. La plupart du temps, le début de l'otite est *brusque*, annoncé par une douleur vive et des symptômes locaux et généraux, qui vont évoluer de façon très rapide.

Signes fonctionnels. — Une fois que l'otite est établie, le symptôme subjectif primordial est constitué par la *douleur*.

La douleur est très vive, arrache des cris au malade. Elle est surtout très marquée la nuit et dans tous les mouvements de la mâchoire et de la tête. La plupart du temps lancinante et pulsative, elle présente des rémissions et des exaltations. Le malade localise cette douleur au fond de l'oreille, mais il souffre aussi dans toute la moitié correspondante de la tête. Il existe des *irradiations* douloureuses vers le cou, la région mastoïdienne.

La douleur à la pression de *la pointe de la mastoïde* est toujours très marquée et semble caractéristique de l'otite aiguë, bien qu'il n'y ait à ce moment aucune invasion de la mastoïde proprement dite.

Ces douleurs durent quatre et cinq jours, en s'accentuant de plus en plus, et souvent elles cessent brusquement dès que le tympan s'ouvre pour laisser issue au pus contenu dans la caisse.

Le malade se plaint aussi de *bourdonnements* qui présentent parfois un caractère pulsatile.

La *surdité* est plus ou moins complète, il est de règle que l'audition disparaisse dès qu'il y a exsudation purulente dans la caisse. Il y a fréquemment de l'autophonie

La température est variable. Il se produit d'ordinaire une ascension thermique au début de l'otite, et si c'est dans une maladie infectieuse, on voit remonter la température de plusieurs degrés au-dessus de celle des jours précédents. Il peut y avoir de même des frissons, du délire, et, en particulier chez les jeunes enfants, des convulsions.

. **Signes objectifs.** — L'examen du tympan est de la plus grande importance pour le diagnostic et la thérapeutique de l'otite aiguë.

A. SI LE TYMPAN N'EST PAS ENCORE PERFORÉ. — On constate au début une rougeur limitée à sa partie supérieure et à sa périphérie. Le manche du marteau est rouge et injecté. On peut y distinguer des vaisseaux dilatés

Fig. 48. — Aspect ordinaire du tympan dans l'otite aiguë.

Fig. 49. — Tuméfaction limitée du tympan au quart postéro-supérieur.

sillonnant la face externe, partant du manche du marteau.

Mais bientôt le tympan redevient uniformément rouge, seule la courte apophyse du marteau y apparaît comme une saillie blanc jaunâtre. Il n'est pas rare de constater à sa surface de petites ecchymoses et de véritables phlyctènes.

A un stade plus avancé, la membrane tympanique est refoulée en dehors par l'exsudat, *elle bombe* dans le conduit auditif, et présente une surface convexe. Ce gonflement envahit en général en totalité la membrane tympanique. Mais il peut être localisé, occupant surtout le cadran postéro-supérieur du tympan et principalement la membrane de Schrapnell. On aperçoit alors une sorte de bulle acuminée à la surface du tympan, au sommet de laquelle siège un point jaunâtre, indiquant que le pus ne va pas tarder à s'y faire jour.

B. Lorsque la perforation est établie. — Les phénomènes douloureux tombent et il s'écoule, par le conduit, du pus plus ou moins abondant.

L'*écoulement*, constitué d'abord par un liquide séreux et souvent hématique, devient rapidement muco-purulent et purulent.

Fig. 50. — Tuméfaction limitée du tympan (1/4 postérieur, 1/4 supérieur).

A l'examen du tympan, on constate que le **siège de la perforation** est très variable. Elle se produit le plus souvent dans la quadrant antéro-inférieur, mais il faut dire qu'elle peut exister dans tous les autres points de la membrane tympanique ; celles qui occupent le quadrant postéro-supérieur traversent pour s'ouvrir la membrane de Schrapnell.

Cette perforation peut être très minime ; d'autres fois, en particulier dans les formes nécrotiques graves, toute une portion de la membrane est détruite d'emblée.

Lorsqu'elle est petite, la perforation n'est pas toujours facile à reconnaître et, bien souvent, on doit en rechercher le siège en faisant l'aspiration dans le conduit, avec le spéculum aspirateur de Siegle ; on voit alors des sortes de petites bulles qui viennent faire issue à travers le point perforé. On peut se servir également pour le diagnostic de ce fait que l'examen du conduit nous révèle à l'endroit perforé de petits reflets pulsatiles, qui se produisent au niveau même du liquide. Ces reflets indiquent que le pus est en contact avec les vaisseaux hyperémiés de la caisse et qu'il est soulevé d'une manière isochrone au pouls (Lannois).

Anatomie pathologique. — Il est une notion qu'il faut bien avoir présente à l'esprit, c'est que l'*antre* communiquant largement avec la caisse prend *toujours* part dans les otites aiguës au processus de suppuration : il n'y a pas d'otite suppurée sans *antrite*, sans qu'il y ait pour cela mastoïdite proprement dite.

Les lésions sont presque toujours limitées à la muqueuse de la caisse qui est épaissie et prend bientôt un aspect fongueux. Dans certaines formes (scarlatine, diphtérie), le processus inflammatoire est si rapide qu'il compromet la vitalité des os sous-jacents, amenant la production de nécroses plus ou moins étendues.

Pronostic. Marche. Durée. — Ainsi que nous l'avons vu, l'otite aiguë présente des phénomènes douloureux qui s'accroissent avec la formation du pus, qui diminuent et disparaissent au moment où se produit l'écoulement, à la suite de la rupture du tympan.

Il y a généralement à ce moment-là une chute de la température et, dans les cas heureux, l'otite se termine spontanément après un cycle d'évolution de douze à quinze jours en moyenne.

La durée de l'affection est du reste très variable: de quelques jours, elle peut atteindre plusieurs semaines.

Si l'otite aiguë dure longtemps, il persiste souvent à sa suite des troubles auditifs (surdité, bourdonnements), déterminés par des adhérences des osselets et des cicatrices tympaniques.

Il n'est pas rare de voir la perforation se fermer avant que le processus inflammatoire ne soit terminé. Il en résulte alors la réapparition de **douleurs**, de fièvres et de phénomènes généraux.

D'autres fois, au contraire, la perforation peut rester ouverte après guérison de la suppuration et la communication permanente de la caisse du tympan à travers cette perforation est une menace continuelle de réinfection par les microbes du conduit.

Mais la terminaison que l'on devrait toujours pouvoir éviter, c'est le *passage à la chronicité*, éventualité malheureusement fréquente dans les otites mal soignées ou non soignées.

Les causes de ce passage à la chronicité sont multiples. Une perforation tympanique qui est trop petite ou située dans un point élevé amènera facilement des phénomènes de rétention dans la caisse et l'insuffisance de drainage de celle-ci, d'où, altération de l'oreille moyenne et production de fongosités. Les perforations de la membrane de Schrapnell sont aussi peu favorables à la guérison ; elles s'accompagnent de lésions dans la partie supérieure de la logette des osselets, où l'accès et la thérapeutique sont particulièrement difficiles.

Formes cliniques. — L'otite moyenne aiguë présente un tableau clinique qui est variable, avec l'âge du malade (enfant ou adulte), la nature du terrain sur lequel elle se greffe, la maladie qui en a été la cause prédisposante et enfin, suivant la virulence de l'agent microbien.

OTITE CHEZ L'ENFANT, CHEZ LE NOURRISSON. — Chez le tout jeune enfant l'otite est la plupart du temps insidieuse.

Un nourrisson présente de la fièvre, maigrit, a des mouvements convulsifs ; on recherche successivement sur toutes les parties du corps sans arriver à la cause de ces troubles, jusqu'à ce qu'un jour, un écoulement se produise par l'oreille et donne la clé de tous ces symptômes.

Si l'enfant est plus grand, il accuse généralement une

douleur très vive, avec température élevée dès les premières heures, mais cet orage est rapidement calmé à
la suite d'une perforation qui se produit de façon hâtive
le deuxième ou troisième jour après le début de l'affection.

Il est commun de voir survenir rapidement des phénomènes de *méningisme*. Ce sont des convulsions, des
cris, de l'agitation, des vomissements, symptômes qui
pourraient très bien être imputés à de la *méningite*, et
il est parfois difficile d'établir chez eux le diagnostic
avec cette affection.

Comme le tympan est très incliné, surtout lorsque
l'enfant est très jeune, on ne retrouve point chez lui
l'aspect particulier bombé que nous avons signalé chez
l'adulte ; on constate simplement de l'hyperémie et de la
vascularisation anormale à sa surface.

Chez l'enfant, l'otite aiguë est *plus fréquente* que chez
l'adulte ; ceci tient à ce que, chez lui, la trompe est largement ouverte, et par conséquent les infections rhino-
pharyngées se propagent avec la plus grande facilité à l'oreille
moyenne. C'est à cet âge que l'on rencontre surtout les
adénoïdes, qui sont une des grandes causes du catarrhe
naso-pharyngien et, en outre, les fièvres éruptives de
l'enfance paient un large tribut aux complications auriculaires.

OTITE GRIPPALE. — L'otite dans la grippe présente
des caractères tout à fait particuliers.

Elle a une grande tendance aux formes hémorragiques
et à la diffusion ; elle se complique très souvent de mastoïdite, avec nécroses très étendues.

La maliginité des complications auriculaires dans certaines épidémies de grippe est notoire.

OTITE DES FIÈVRES ÉRUPTIVES. — La rougeole
s'accompagnant toujours de manifestations catarrhales
rhino-pharyngées se complique facilement d'otite.

Les complications mastoïdiennes sont alors fréquentes et surviennent au début de la période de desquamation.

Dans la scarlatine, l'otite survient souvent de façon précoce; elle se produit au moment de l'éruption, évolue rapidement, amenant des désordres et des nécroses très étendues dans l'oreille, détruisant les osselets et compromettant définitivement l'audition. On voit donc que l'otite scarlatineuse est particulièrement grave.

OTITE SYPHILITIQUE. — Dans la *syphilis*, l'otite suppurée peut se déclarer à la période secondaire ou à la période tertiaire (indépendamment de l'otite syphilitique proprement dite).

Il s'agit d'infections parties du rhino-pharynx, à la faveur d'ulcérations qui siégent au voisinage de l'orifice tubaire et qui gagnent ensuite l'oreille moyenne.

Il est à noter que dans toutes les otites suppurées syphilitiques, l'oreille interne peut être rapidement atteinte, donnant par conséquent une tournure très grave au pronostic.

OTITE DANS LA TUBERCULOSE. — Au décours de la *tuberculose*, il peut se développer de l'otite moyenne aiguë.

Elle présente alors des caractères un peu spéciaux, évolue sans fièvre, sans douleurs, de façon tout à fait torpide; le malade découvre par hasard qu'une de ses oreilles coule abondamment. L'otite aiguë chez un tuberculeux a une allure très lente, et comme le malade a peu de réaction vitale, elle a généralement peu de tendance à la guérison.

OTITE DIABÉTIQUE. — L'otite chez les diabétiques est relativement fréquente. Elle s'installe chez eux très facilement et, une fois établie, elle présente la plus grande tendance à l'extension.

C'est ainsi que l'otite diabétique se complique fréquemment de nécrose étendue de la caisse et de mastoïdite à forme grave.

Il se produit chez les diabétiques une prolongation de la suppuration, un abaissement de l'ouïe hors de proportions par son degré et sa durée avec les lésions constatées.

Diagnostic. — Le diagnostic de l'otite moyenne aiguë est en général *facile* lorsque l'ensemble symptomatologique, douleur, diminution de l'audition, fièvre, aspect caractéristique du tympan se présente au complet. Mais, ainsi que nous l'avons vu, l'otite peut évoluer de façon absolument insidieuse et il faut, si on veut la reconnaître, la *rechercher de parti pris* (Laurens). Chez l'enfant, en particulier chez le nourrisson, chaque fois qu'il y a fièvre avec convulsions d'origine ignorée, on doit examiner systématiquement les oreilles.

1° **Avant la perforation.** — On fera le diagnostic avec l'*otite externe* aiguë par l'examen du tympan, l'absence de diminution de l'audition dans ce dernier cas.

La *furonculose* du conduit ressemble à l'otite aiguë par la douleur qui dans les deux cas est très violente, mais elle en diffère par sa localisation plus superficielle, par l'inflammation ganglionnaire dont elle s'accompagne. La pression est douloureuse au-devant du tragus et la traction du pavillon exaspère cette douleur. Le conduit est gonflé, tuméfié, et l'examen avec un spéculum de faible calibre fait voir une saillie rouge plus ou moins acuminée, très douloureuse au contact du stylet et qui ne tarde pas à s'ouvrir pour laisser évacuer un bourbillon.

Mais il est des cas très difficiles, ceux où le conduit est complètement obstrué par le gonflement et où il est impossible d'examiner les différentes parois. L'usage du spéculum dilatateur est alors très utile, pour juger de l'état du tympan. La furonculose du conduit peut du reste s'accompagner d'otite moyenne aiguë.

2° **Il est parfois assez difficile de reconnaître la perforation.** — Dans la plupart des cas, elle est révélée par l'examen direct : la constatation du point lumineux pulsatile présente une grande importance. L'épreuve de Valsalva s'accompagnant d'un sifflement caractéristique de l'issue de l'air dans le conduit est un bon signe diagnostic, mais il n'a de valeur que lorsqu'il est positif; il peut manquer en effet dans les perforations de la membrane de Schrapnell, lorsqu'il y a bourgeonnement au niveau de la perforation ou quand la trompe est obstruée.

Pronostic. — On peut dire qu'en règle générale, l'otite moyenne aiguë est une affection qui, convenablement traitée, guérit sans complications et sans laisser de traces du côté de la fonction de l'oreille.

·Mais cette formule, si consolante pour l'otite soignée, ne l'est certes pas lorsqu'on l'abandonne à elle-même, et la prétendue guérison spontanée des otites aiguës dans tous les cas qui amènent à considérer cette affection comme quantité négligeable, expose à bien des mécomptes.

Si on ne suit pas au spéculum journellement une otite, si on ne paracentèse pas le tympan en temps voulu, des complications graves, mortelles parfois, en seront la conséquence. Elles feront l'objet dans ce livre d'une étude spéciale (mastoïdite, thrombose du sinus, méningites, abcès cérébral) (Voy. p. 188).

Le *terrain* sur lequel l'otite est développée constitue un élément de pronostic très important. Chez les diabétiques, chez les albuminuriques, chez les enfants lymphatiques, l'otite a souvent une allure grave. Il en est de même de celles qui se développent au décours des maladies infectieuses, la diphtérie, la scarlatine, la rougeole, la fièvre typhoïde. Chez les tuberculeux, elle est chronique d'emblée sans tendances à la guérison.

L'*agent infectieux* doit entrer en ligne de compte : l'otite à pneumocoques est bénigne, à streptocoques maligne.

Il en est de même de la *virulence* de cet agent, c'est ainsi que certaines épidémies de scarlatine, de grippe, s'accompagnent d'otites à forme particulièrement grave ; celles de la grippe en particulier présentent parfois les plus grandes tendances à l'extension et à amener des complications tout à fait graves qui s'installent dès le début de l'otite.

Certains symptômes ont une grande importance au point de vue du pronostic : telle est la persistance de la douleur et de la fièvre après l'ouverture du tympan, les lésions étendues de la membrane du tympan et de son cadre osseux.

Le *pronostic de l'audition ultérieure* sera fondé sur l'examen méthodique de l'oreille : la diminution de la perception osseuse fera craindre pour l'avenir une surdité persistante.

C'est surtout l'absence de traitement ou l'institution d'un traitement mal dirigé qui est dans l'otite aiguë le grand facteur de gravité.

Traitement. — Le traitement de l'otite moyenne aiguë doit donc être institué dès le début et poursuivi avec le plus grand soin.

Différent au début de l'otite aiguë avant la perforation (parencentèse) et après la perforation, il devra être aussi prophylactique et préventif.

I. *AVANT LA PERFORATION.* — 1° *A la phase inflammatoire aiguë* : la thérapeutique sera CALMANTE ET RÉSOLUTIVE.

On prescrira, comme dans l'otite catarrhale, des bains chauds d'oreille répétés toutes les deux heures, des instillations calmantes de glycérine phéniquée à 1/30 chez l'adulte, à 1/60 chez l'enfant ; des applications de compresses chaudes sur la région rétro-auriculaire ; l'anti-

sepsie du nez et de la gorge, chez l'adulte la vaseline
boriquée mentholée et chez l'enfant l'huile mentholée à
1/100 instillée dans chaque narine dans la position
couchée de façon qu'elle s'écoule librement dans la
gorge.

2° *Si la suppuration est constituée*, c'est-à-dire si
l'abcès tend à se faire jour à travers le tympan : il convient
d'aider cette évolution naturelle. Notre devoir est de
donner issue au pus le plus promptement possible par la
PARACENTÈSE DU TYMPAN. Tout retard apporté à cette
mesure ne saurait avoir pour conséquence que de prolonger inutilement les souffrances du malade et de favoriser le passage de l'infection dans l'endocrâne.

L'avis des auristes à ce sujet est tout à fait unanime.
Malheureusement les malades considèrent quelquefois
cette petite intervention comme dangereuse, suivant cette
formule erronée « que l'incision du tympan rend sourd ».
Eh bien, il faut les persuader que le tympan se répare
avec la plus grande facilité et que ce qui rend sourd, ce
n'est pas l'incision faite à temps de cet abcès chaud, pas
plus que le fait d'ouvrir un panaris n'amène l'impo-
tence du doigt, mais bien les délabrements occasionnés
par la rétention du côté de l'oreille moyenne et de l'oreille
interne; tout comme dans le panaris dont on a tardé
l'ouverture, les fusées purulentes, l'ostéomyélite des pha-
langes amènent la perte définitive du doigt.

Indications de la paracentèse du tympan. —
a. **Le tympan n'est pas perforé.** — L'indication ordinaire est d'évacuer le pus et d'éviter la rétention.

On la pratiquera : 1° Si la membrane du *tympan bombe*,
refoulée par le pus contenu dans la caisse ;

2° Si le malade ressent des *douleurs* violentes empêchant
le sommeil, et surtout s'il y a de la propagation à la mastoïde, s'accompagnant parfois de rougeur et de gonflement et de douleur de la pointe.

3º S'il y a de la *fièvre et des symptômes généraux* inquiétants (méningisme).

Dans les maladies infectieuses, même s'il n'y a pas de réaction vive, la paracentèse doit être faite de façon précoce, étant donnés les délabrements dont elle s'accompagne.

b. **Il y a perforation.** — Il peut être alors encore indiqué de pratiquer la paracentèse, c'est-à-dire d'agrandir la perforation : lorsque celle-ci est *insuffisante* pour permettre le libre drainage de la caisse, ce que l'on reconnaît à la persistance des douleurs et à la température qui reste à 39º, malgré l'écoulement d'oreille.

Le *siège* de la perforation en un point trop élevé pour le drainage, commande de faire l'incision en un point plus déclive.

Technique. — ANESTHÉSIE DU TYMPAN. — La paracentèse du tympan étant très douloureuse, il faut une anesthésie aussi complète que possible du tympan. Or celle-ci est difficile à obtenir de façon complète à cause de l'état inflammatoire et de la pénétration difficile des anesthésiques locaux à travers le revêtement cutané de la membrane du tympan.

Le mélange de Bonain remplit ces différentes conditions (Voy. p. 76) :

Il est appliqué dans le fond du conduit sur des boulettes d'ouate que l'on laisse dix minutes environ au contact du tympan. Celui-ci devient sous la pénétration du liquide, d'une teinte blanche spéciale qui indique que l'anesthésie est complète.

Plusieurs précautions sont à prendre si l'on veut réaliser cette anesthésie de façon complète : le Bonain ne prend que sur un tympan sec. Le mieux est d'instiller de l'alcool à 90º dans le conduit qui réalise, en même temps que l'antisepsie, l'asséchement de la membrane tympanique.

Chez l'enfant, l'anesthésie sera toujours générale (chlorure d'éthyle).

INSTRUMENTS. — Pendant que l'anesthésie s'opère,

Fig. 51. — Aiguille à paracentèse en baïonnette contre-coudée.

installer à votre portée les instruments nécessaires : spé-

Fig. 52. — Aiguille à paracentèse coudée à angle obtus.

culum, pinces, porte-cotons, aiguille à paracentèse bien effilée, le tout préalablement stérilisé.

POSITION DU MALADE. — Si c'est un adulte, le malade est assis la tête adossée contre un appui ou maintenue par un aide.

Si c'est un enfant, il sera couché la tête sur un oreiller. C'est la meilleure façon de le maintenir immobile durant l'anesthésie qui sera toujours générale.

Fig. 53. — Lignes d'incision dans la paracentèse.

MANUEL OPÉRATOIRE. —

Où doit porter l'incision. — Elle doit toujours être faite là où le tympan bombe fortement et dans un point le plus déclive possible. Le lieu d'élection sera le quart postéro-inférieur de la membrane tympanique (fig. 53).

L'incision sera large; ne vous contentez pas d'une simple piqûre, il s'agit d'établir un drainage de l'oreille.

L'obliquité du tympan commande la direction de l'incision. Elle *sera faite de bas en haut* : « L'incision de bas en haut sectionne forcément toute la surface de la membrane, tandis que si l'incision est faite de haut en bas, elle est nécessairement incomplète, la lame quittant trop tôt le tissu tympanique oblique » (Gellé).

TECHNIQUE. — Un spéculum aussi large que possible est placé dans l'oreille; le tympan étant bien éclairé, le

Fig. 54. — Technique de la paracentèse (coupe transversale).

médecin prend l'aiguille à paracentèse, l'introduit jusqu'au contact du tympan, et fait l'incision le plus large possible, suivant les règles que nous venons d'indiquer. Deux incisions en V ou en T sont souvent utiles pour établir un large drainage. La sensation de pénétration à travers le tympan est variable, la résistance est plus ou moins grande suivant l'épaisseur de cette membrane.

GUISEZ. 9

L'incision une fois faite, éponger avec le porte-coton le pus, le sang qui sortent de la caisse, s'assurer qu'elle est suffisamment large, donner un bain d'eau oxygénée. Comme pansement, une mèche est introduite et laissée dans l'oreille, un tampon d'ouate est placé à l'entrée du conduit et est recouvert d'une couche, d'ouate, le tout maintenu par une bande ou une oreillère.

II. *APRÈS LA PERFORATION (OU PARACEN-TÈSE).* — Le pansement sera renouvelé tous les jours avec les plus grandes précautions antiseptiques. Les bains d'eau oxygénée précéderont l'introduction de la mèche dans l'oreille. La diminution de l'écoulement permet d'espacer bientôt les pansements et la guérison est obtenue au bout de deux ou trois semaines dans les cas ordinaires.

Quelques douches d'air pour faciliter l'écoulement du pus, l'antisepsie des fosses nasales et du cavum, l'antipyrine contre la fièvre, le pyramidon contre l'insomnie, la diète légère, le séjour à la chambre compléteront tout le traitement.

Quand la suppuration est terminée, s'il reste quelques troubles de l'audition, des insufflations, du massage sont souvent nécessaires (fièvres éruptives, fièvre typhoïde, scarlatine).

Traitement prophylactique. — Dans les maladies aiguës, on préviendra dans une certaine mesure l'éclosion de l'otite en prescrivant un traitement émollient antiseptique dans le nez et la gorge : huile mentholée à 1/40, inhalations mentholées. On enlèvera les végétations adénoïdes et les amygdales hypertrophiées.

On voit des otites qui traînent et menacent de passer à la chronicité, guérir par l'ablation des tissus adénoïdes infectés.

Ce qu'il ne faut pas faire. — C'est de considérer *l'otite aiguë comme une affection négligeable qui guérit toujours spontanément.* On s'expose alors aux plus graves mécomptes. L'otite non soignée peut amener les complications les plus graves alors qu'une paracentèse faite à temps les prévient le plus souvent.

Avant la perforation. — N'instillez pas dans l'oreille, dans un but calmant, des huiles de jusquiame, camomille; elles ont l'inconvénient d'encrasser le conduit, sont des véhicules des germes septiques, et ne permettront pas de faire la paracentèse avec toute l'antisepsie désirable. A plus forte raison, abstenez-vous des lavages si souvent prescrits qui traumatisent inutilement le tympan, et qui ne lavent rien puisqu'il n'y a rien à enlever à cette période.

Au moment de la paracentèse. — Ne vous contentez pas d'une simple piqûre, faites une incision aussi large que possible. Prenez garde de léser la corde du tympan, le facial, le fond de la caisse ; pour cela, immobilisez bien exactement la tête du malade, et si c'est un enfant, donnez-lui toujours un anesthésique général.

Après la paracentèse. — L'otite aiguë suppurée ne demande qu'à guérir, il suffit simplement de favoriser le drainage. Proscrivez encore à cette période les lavages, réservez-les aux cas de suppuration très abondante, et alors pratiquez-les avec la plus grande douceur. Il en est de même des *insufflations* par la trompe qui amènent une irritation de la caisse et du tympan, sauf parfois à la période terminale.

Ne faites pas de *tamponnement serré* du conduit. La mèche laissée à demeure, et dont une des extrémités pend hors de l'oreille, doit être lâche et sera destinée avant tout à drainer le pus.

Enfin, s'il est indiqué de faire un traitement prophylactique et préventif, il ne faut jamais agir activement du côté du nez, cavum, pharynx pendant la période inflammatoire de l'otite aiguë, il faut remettre toute intervention chirurgicale après la guérison de l'otite ou au moins lorsque la phase inflammatoire aura disparu.

Otite moyenne purulente chronique.

L'otite moyenne purulente chronique est la plus grave des affections de l'oreille :

1º Au point de vue fonctionnel, parce que, fatalement, elle compromet la fonction de l'audition.

2º Au point de vue vital, parce qu'elle peut tôt ou tard amener des complications souvent mortelles.

Elle est d'autant plus grave qu'elle évolue la plupart du temps d'une façon tout à fait insidieuse.

Mais pour désolante que soit cette affection, elle est d'une thérapeutique on ne peut plus consolante, puisqu'on arrive presque toujours par les moyens dont nous disposons actuellement, à venir à bout d'une suppuration de l'oreille.

Étiologie. — a) Il n'y a guère que dans la *tuberculose*, que l'otorrhée peut s'établir *chronique d'emblée*. Il s'agit, tantôt simplement d'otite banale chez un tuberculeux; tantôt d'une simple otite aiguë qui présente un caractère torpide à cause du mauvais terrain sur lequel elle évolue; tantôt d'une otite véritablement tuberculeuse sorte de greffe de pénétration du muco-pus contaminé à l'intérieur de la cavité du tympan, par l'intermédiaire de la trompe. Elle survient toujours chez des tuberculeux avancés.

b) Mais la plupart du temps, l'otite purulente chronique est *secondaire à une otite aiguë*.

Différentes causes transformant la suppuration aiguë en suppuration chronique. — Ces causes peuvent être d'*ordre général*. C'est ainsi que chez des sujets qui sont débilités, délicats, convalescents de fièvres graves, l'otite aiguë a les plus grandes tendances à devenir chronique. La scrofule, l'anémie, la syphilis héréditaire agissent dans ce sens; dans le diabète, l'otorrhée a une tendance particulièrement traînante.

Les *lésions génératrices qui ont déterminé l'otite* peuvent, si elles ne sont point supprimées, empêcher la guérison de l'affection et amener son passage à la chronicité. C'est ce que l'on observe chez les adénoïdiens, dans les suppurations nasales, etc.

Mais la plupart du temps c'est à des *causes* purement *locales*, intra-auriculaires, que l'otite purulente doit de devenir chronique. C'est parce que l'on n'a pas fait le traitement bien dirigé contre l'otite aiguë que celle-ci devient chronique.

C'est ainsi qu'une perforation insuffisante ou trop haut placée, ne peut pas drainer la caisse et amène le passage à la chronicité.

Comme Luc le dit très bien dans son remarquable travail sur les otorrhées chroniques (1), il y a lieu de tenir compte, non seulement des lésions de la caisse, mais aussi du siège des lésions dans la pathogénie de la chronicité de l'otorrhée chronique. Par exemple, les lésions fongueuses osseuses se cantonnent volontiers dans ce que l'on appelle la logette des osselets, qui, à cause des ligaments fixateurs de ceux-ci est mal conformée pour le drainage du pus qui y séjourne. Il en est de même, lorsqu'elles se localisent dans les cellules mastoïdiennes qui avoisinent l'oreille.

Enfin, la formation du cholestéatome, tumeur spéciale dont nous parlerons plus loin, est une des grandes causes de la chronicité de l'otorrhée.

Anatomie pathologique. — Les lésions dans l'otite suppurée chronique sont toujours très marquées.

Du côté de la muqueuse de l'oreille moyenne, on constate du gonflement et de l'infiltration de la muqueuse, puis production d'ulcération et de *fongosités* plus ou moins abondantes.

---

(1) Luc, Leçons sur les suppurations de l'oreille et des sinus, 1900.

Il peut y avoir également accumulation de polypes, qui remplissent plus ou moins la caisse.

Puis, les lésions gagnent les parois osseuses. Il en résulte de l'*ostéite*, qui présente bientôt des caractères également fongueux, dont les altérations contribuent à entretenir la suppuration. La carie osseuse se porte du côté des osselets, du côté des parois de la caisse, principalement vers l'attique ou vers le recessus hypo-tympanique.

De véritables plaques osseuses peuvent être isolées des portions voisines, constituant des *séquestres*.

Ces lésions évoluent dans un sens très fâcheux, amenant dans l'oreille des altérations tout à fait irrémédiables, elles peuvent déterminer des fistules attaquant parfois la région du facial, d'où névrites et paralysies de ce nerf.

Dans quelques cas on observe la marche de ces lésions vers la *guérison* et le processus qui l'amène est un processus d'épidermisation. La muqueuse cylindrique vibratile est remplacée peu à peu par des cellules plates et par une surface sèche épidermique. C'est là un mode de guérison spontanée de l'otorrhée malheureusement peu fréquent.

D'autres fois, au contraire, ce travail d'épidermisation n'aboutit qu'à la formation de lamelles qui se reproduisent sans cesse et qui constituent finalement une sorte de tumeur de consistance tout à fait spéciale, à tendance sans cesse envahissante, à signification toujours très grave, c'est le **cholestéatome** (Voy. plus loin p. 139).

Symptomatologie. — **Symptômes fonctionnels**. — L'otorrhée chronique se manifeste par des symptômes fonctionnels toujours peu marqués.

Rarement, les malades ressentent de la douleur, et l'on peut dire que ce n'est que dans des conditions un peu exceptionnelles, à la suite d'un réchauffement ou d'une poussée aiguë, ou lorsqu'il y a rétention du pus derrière un tympan mal perforé, que l'on observe des phénomènes douloureux.

Autrement dit, l'otorrhée chronique par elle-même est presque indolore, sinon, cela indique l'imminence de complications; ces caractères tout spéciaux d'indolence amènent souvent l'indifférence des malades devant pareil mal.

La *surdité* est plus ou moins accentuée. Elle est d'ailleurs sujette aux plus grandes variations, elle est très marquée, par exemple dans l'otite scarlatineuse ou diphtérique. Elle varie d'un moment à l'autre. C'est ainsi que certains malades entendent moins bien par les temps humides que par une température sèche, et parfois avec un léger suintement de la muqueuse que lorsqu'il y a siccité de la caisse.

Elle est complète lorsque les lésions ont atteint le labyrinthe. Le malade se plaint alors de **vertiges**, qui peuvent être très prononcés, en particulier dans les formes dites labyrinthiques.

Les **bruits subjectifs** perçus par le malade sont très variables ; ils ont souvent un timbre très bas.

Symptômes objectifs. — L'écoulement du pus par l'oreille est plus ou moins abondant. Quelquefois il est tout à fait insignifiant et il ne peut être distingué qu'avec le spéculum sous forme d'une petite gouttelette purulente, siégeant tout à fait au fond du conduit, et c'est de bonne foi que les malades vous disent qu'ils n'ont point d'écoulement d'oreille, alors qu'ils présentent des lésions d'otite purulente très étendue.

La coloration de l'écoulement est variable, généralement gris jaunâtre, l'odeur en est fétide, en particulier lorsque le pus séjourne dans l'oreille et lorsque le malade ne prend aucun soin de propreté.

L'**examen otoscopique** présente la plus grande importance pour le diagnostic de l'otorrhée, des différentes lésions que l'on y constate et pour l'établissement du pronostic et d'un traitement approprié.

Les *perforations du tympan* sont tout à fait variables,

comme nombre, comme siège, comme étendue. Généralement uniques, elles présentent des dimensions plus
ou moins étendues, depuis celles d'une tête d'épingle

Fig. 55.

Fig. 56.

Fig. 57.

Fig. 58.

Fig. 55 à 58. — Différentes formes de perforation.

jusqu'à la disparition totale de la membrane; leur forme est
arrondie, allongée, punctiforme, etc. (fig. 57 et 58).

Leur siège est tout à fait variable; tantôt elles occupent
la région postérieure de la membrane, d'autres fois, la

membrane de Schrapnell, traduisant des lésions qui siègent dans la logette des osselets, avec ostéite de ceux-ci.

Lorsque le tympan est en majeure partie ou complètement détruit, on aperçoit des lésions au fond de la caisse, se traduisant par la présence de fongosités ou de véritables polypes, qui s'insèrent soit sur les parois de la caisse, soit sur les osselets atteints d'ostéite.

L'examen au stylet nous fait reconnaître la présence de surfaces fongueuses saignant au moindre contact et nous fait constater des points nécrosés, qui siègent au fond sur le plancher ou à la voûte de la caisse, ou bien au niveau des osselets eux-mêmes, nécrose qui se cache sous des bourgeons charnus, mais que le stylet décèle aisément.

Cette exploration au stylet est indispensable pour reconnaître les lésions sous-jacentes de la muqueuse, mais elle est souvent douloureuse et doit être faite avec un instrument très souple en argent, avec la plus grande légèreté de main et souvent après cocaïnisation.

Évolution. Marche. Durée. — L'évolution de l'otorrhée chronique est très différente suivant les cas.

L'écoulement purulent présente des périodes d'accalmie et de recrudescence. Parfois, il semble arrêté pour reprendre avec une plus ou moins grande abondance.

Guérison. — Ce n'est que très rarement que l'otorrhée guérit spontanément. L'oreille se sèche par la disparition de l'exsudat et l'épidermisation des parois atteintes de suppuration.

Du côté du tympan, ce processus de guérison se traduit de deux façons différentes : *ou bien la perforation reste béante*, c'est ce qui se produit en particulier, lorsque la perforation est large, les bords de celle-ci s'épidermisent et elle laisse voir à travers elle le fond de la caisse qui est sec et le promontoire à l'aspect blanc.

Mais lorsque les perforations ne sont pas très étendues, elles aboutissent presque toujours à la *cicatrisation*. Ces cicatrices donnent un aspect tout à fait particulier à la membrane du tympan ; souvent adhérentes à la paroi profonde de la caisse, elles donnent au tympan une forme très enfoncée, ombiliquée et le spéculum de Siegle montre bien cette immobilisation.

Complications. — Mais le plus souvent, la suppuration chronique n'évolue pas sans incident, et à son décours, surviennent des complications souvent très graves qui feront l'objet d'une étude spéciale : Paralysie faciale, thrombose du sinus, méningite, abcès cérébral (Voy. plus loin, p. 188).

Formes. — L'otite suppurée chronique présente différents modes dans son évolution.

Elle peut être plus ou moins traînante ou au contraire amener rapidement des complications, présenter une suppuration plus ou moins abondante, constituant autant de formes différentes.

Mais il est plusieurs *formes* qui ont des symptômes et des caractères tout à fait particuliers, qui méritent une description spéciale, c'est l'otite suppurée de la cavité de Schrapnell (attique), la forme cholestéatomateuse et la forme tuberculeuse.

1º Suppuration de l'attique. — Nous savons que ces otites s'ouvrent au niveau de ce que l'on appelle la membrane de Schrapnell, et la suppuration, dans ces cas, semble limitée à cette cavité.

La perforation est souvent difficile à découvrir, parce qu'elle occupe une région tout à fait supérieure et qu'il est toujours malaisé d'explorer le tympan à ce niveau.

Dans cette variété, la suppuration se trouve pour ainsi dire enkystée dans la partie supérieure de la caisse.

Les suppurations de l'attique n'ont que très peu d'influence sur l'audition, qui peut rester tout à fait normale ; leur évolution est tout à fait insidieuse, et elles exposent le sujet aux plus graves complications.

2º **Forme cholestéatomateuse.** — Comme nous l'avons vu, le processus de guérison par épidermisation de la muqueuse de la caisse peut dévier et, au lieu d'aboutir à la formation d'un épiderme normal, il amène parfois la production d'une sorte de tumeur, de nature tout à fait spéciale, que l'on appelle le *cholestéatome*.

Le cholestéatome est composé de lamelles nacrées, blanches, emboîtées les unes dans les autres, qui tapissent tout le foyer suppuratif et qui renferment souvent à leur centre une portion ramollie, le tout baignant dans une suppuration fétide.

Si la tumeur est abandonnée à elle-même, elle se développe constamment, peut atteindre les dimensions d'une noix, et même davantage. Elle envahit successivement l'antre, la caisse et par le travail de raréfaction osseuse qu'elle détermine autour d'elle, elle peut pénétrer la mastoïde et même dans la cavité cranienne, dénuder le sinus latéral, etc...

Comme on le voit, il s'agit d'une tumeur essentiellement *bénigne* de par sa constitution et tout à fait *maligne* de par son évolution.

Le développement du cholestéatome se fait presque toujours de façon *insidieuse*; il n'y a pas de *signes* qui en indiquent la présence dans l'otite suppurée; d'autres fois, quelques symptômes semblent caractéristiques. C'est ainsi qu'on a signalé de la céphalée, des vertiges, de la fièvre, des nausées.

La fétidité persistante d'un écoulement d'oreilles en particulier, malgré des soins antiseptiques rigoureux, doit faire penser à la présence d'un cholestéatome dans les cavités mastoïdiennes.

Mais le *diagnostic* ne peut être posé de façon sûre, que lorsque l'on enlève de la caisse avec la pince les lamelles nacrées caractéristiques ou lorsque l'on constate la présence de celles-ci dans l'eau du lavage, en particulier lorsque l'on se sert de la canule de Hartmann qui ramène des parcelles cholestéatomateuses des régions supérieures de la caisse ou de l'aditus.

Le *pronostic* du cholestéatome est, on le conçoit, particulièrement grave, d'une part à cause des caractères tenaces de cette complication et d'autre part à cause des perforations toujours possibles vers la cavité cranienne, et des phénomènes infectieux et des complications craniennes qui ne tardent pas à en résulter.

Le cholestéatome *peut guérir spontanément*, et il a été donné à tous les auristes de constater de véritables cavités d'évidement produites artificiellement par cette tumeur. Mais c'est là un mode de terminaison sur lequel il ne faut pas trop compter, ni baser des espérances optimistes et le *traitement* du cholestéatome doit être particulièrement sévère. Sans s'attarder aux moyens médicaux, il faut faire d'emblée une intervention soit limitée à la caisse, si le cholestéatome y est uniquement cantonné, soit étendue à la mastoïde s'il a envahi cette cavité.

3° **Forme tuberculeuse.** — L'*otite moyenne tuberculeuse* évolue d'une façon très insidieuse et d'une manière tout à fait sourde.

A l'examen du tympan on constate parfois de petits tubercules milliaires caséifiés dans l'épaisseur même de la membrane.

Il n'y a jamais de douleur; l'écoulement est toujours très abondant.

L'otite tuberculeuse n'a pas de tendance à guérir, persiste indéfiniment et présente des lésions ulcératives.

Pronostic. — Le pronostic de l'otorrhée chronique, comme on le voit, est tout à fait variable.

Il est évident que si les lésions sont limitées, et si le traitement est bien dirigé, le pronostic sera particulièrement bénin; mais la plupart du temps, il s'agit d'affections auxquelles on n'aura pas attribué la gravité qu'elles comportent, que l'on a traitées par le mépris et qui peuvent amener les plus grands désordres aux points de vue fonctionnel et vital.

Au point de vue fonctionnel, c'est la surdité à plus ou moins brève échéance et si la surdité est double, chez les enfants très jeunes, il en résultera de la surdi-mudité.

Au point de vue vital, on peut voir survenir des complications intracraniennes, de la mastoïdite, etc.

Les poussées de rétention et les poussées aiguës sont tout à fait redoutables au cours d'une affection chronique. Il en est de même de celles qui surviennent sur des terrains débilités, dans la convalescence des maladies infectieuses.

Diagnostic. — Le diagnostic de la forme ordinaire d'otorrhée chronique est tout à fait facile.

Lorsque l'écoulement est peu abondant, il est parfois malaisé de le rapporter à sa véritable cause.

C'est ainsi qu'en particulier, il est assez difficile de faire le *diagnostic des perforations tympaniques*. On utilisera l'aspiration, le massage pneumatique qui amène l'issue de quelques gouttes purulentes à leur niveau.

Chose très difficile à comprendre, il est parfois impossible de savoir si l'on a affaire à travers une large perforation à la membrane tympanique ou au fond de la caisse. Le fond de la caisse en effet présente un aspect blanc bleuâtre, que l'on peut prendre à première vue pour la membrane tympanique. Le diagnostic se fera par exemple par la constatation d'un débris de marteau qui fait saillie nettement au fond de la cavité tympanique. En outre, en regardant les bords des restes de membrane, on peut voir nettement leur insertion au *niveau de l'anneau tympanique* ; l'exploration au stylet nous renseigne sur la consistance toute particulière du fond de la caisse. Enfin, l'auscultation pendant l'épreuve du Valsalva nous fait entendre le bruit tout à fait caractéristique de la perforation tympanique.

Nous ne parlerons que pour mémoire de la confusion possible d'une otorrhée chronique avec un écoulement dû à l'*otite externe*. Il suffit pour faire le diagnostic d'examiner l'oreille au spéculum.

Il convient aussi de faire le *diagnostic des lésions*, de reconnaître le siège des polypes, et des granulations, les foyers d'ostéite qui donnent au stylet une sensation toute spéciale. Tous ces renseignements sont utiles pour établir le pronostic et le traitement approprié.

Traitement. — Le traitement doit être institué de façon très sévère, il doit être à la fois local et général.

1º **Traitement local.** — Il doit être aussi simpliste que possible et *avant tout conservateur*. Il faut autant que possible essayer de tarir l'otorrhée sans opération importante ; comme dans tout abcès, il faut essayer de remplir les indications suivantes :

a) TRAITER LES LÉSIONS CAUSALES. — Les **granulations, fongosités** qui entretiennent la suppuration seront détruites par des cautérisations au chlorure de zinc à 1/20, avec nitrate d'argent et acide chromique en perles. On touche légèrement les surfaces fongueuses avec le caustique que l'on a choisi.

Les POLYPES sont enlevés avec l'anse ordinaire après insensibilisation préalable (fig. 59 et 60).

S'il y a des foyers d'OSTÉITE soit pariétales, soit ossiculaires, on peut en venir à bout par des attouchements répétés au chlorure de zinc.

Mais assez souvent ces lésions ne guérissent pas par des pansements simples et une intervention est nécessaire, soit le *curage de la caisse* et l'*ablation des osselets* lorsque les lésions sont limitées à la caisse, soit l'*évidement pétro-mastoïdien* quand elles atteignent également la mastoïde. Le cholestéatome commande toujours d'emblée ces interventions (Voy. p. 171).

b) FACILITER L'ÉVACUATION DU PUS ET FAVORISER LE

DRAINAGE. — Pour cela débarrasser le conduit de tout ce qui empêche le libre écoulement du pus, bouchon de cérumen, magmas purulents, desquamations épidermiques par des lavages bien faits. Agrandir la perforation si elle paraît insuffisante ou mal placée pour le drainage. Laisser à demeure dans le conduit, une mèche de gaze absorbante

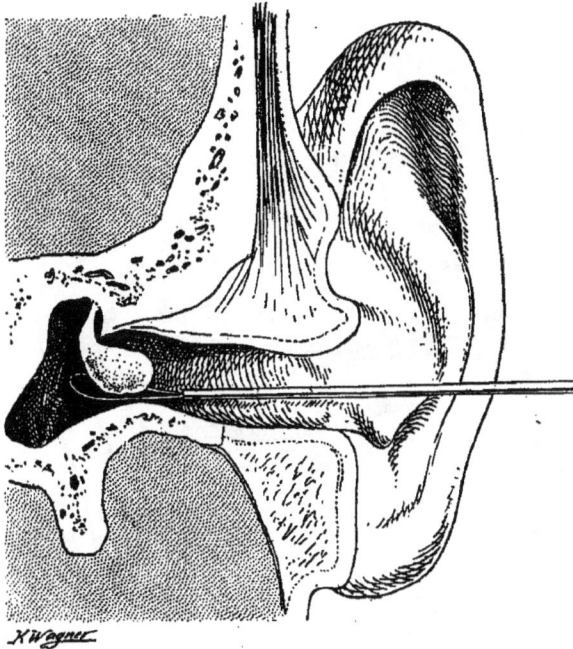

Fig. 59. — Ablation de polype d'oreille dans l'otite suppurée (1er temps).

mise au contact de la caisse et sortant par le conduit qui draine par capillarité.

c) DÉSINFECTION DE LA CAVITÉ AUDITIVE. — Elle est réalisée en ordonnant au malade des instillations de glycérine phéniquée à 1/20 ou d'eau oxygénée à 12 volumes sous forme de bains tièdes trois fois par jour. Dans la région peu accessible de l'attique on fera des lavages à la fois antiseptiques et dissolvants avec la canule de Hartmann.

d) Essayer de sécher la suppuration. — A l'aide
de poudres insufflées dans la caisse, poudres que l'on choi-
sira de préférence solubles : la poudre d'acide borique est
généralement employée et donne les meilleurs résultats.
L'usage de poudres insolubles forme rapidement un magma

Fig. 60. — Ablation de polype d'oreille dans l'otite suppurée
(2ᵉ temps).

qui remplit le fond de l'oreille; cependant dans certains cas
avec lésions septiques la poudre d'iodoforme rend de grands
services.

Technique d'un pansement pour otite non compliquée. —
Bain d'eau oxygénée de dix minutes. Sécher l'oreille avec
de l'ouate hydrophile. Insuffler de la poudre d'acide
borique, laisser une mèche peu tassée dont une des extré-

mités sera placée au niveau de la perforation, un tampon d'ouate complète le pansement. Renouveler ce pansement tous les deux jours. Quand la poudre reste sèche
au moment de l'ablation de la mèche, la guérison est
obtenue.

2° **Traitement causal et général.** — Rechercher dans
le nez, le cavum, les lésions qui, par la communication
de la trompe avec l'oreille, entretiennent la suppuration et
les supprimer avant tout traitement : il est commun

Fig. 61. — Tympan artificiel de Toynbee.

de voir des otorrhées, en particulier chez les enfants, guérir
après un nettoyage du cavum.

Chez les lymphatiques et les scrofuleux, la vie au grand
air les tonifie et contribue à la guérison de cette affection.

De même le traitement spécifique sera institué en cas
de syphilis.

3° **Traitement consécutif.** — Enfin, une fois guéri,
l'otorrhéique sera soumis à une hygiène auriculaire sévère.
Son oreille sera surveillée et revue tous les cinq ou six
mois pendant plusieurs années. On lui recommandera de
ne jamais mettre d'eau dans l'oreille : les bains froids,
les bains de mer en particulier, ramènent tous les ans
des récidives d'otite ; la gorge et le cavum seront également rigoureusement soignés.

Pour *améliorer l'ouïe* bien peu de choses sont à essayer.
Cependant lorsque le tympan est détruit, le port d'un
tympan artificiel (fig. 61) consistant parfois en une simple
boulette de coton hydrophile aplatie peut donner une
audition meilleure.

Otite moyenne chronique sèche.

On décrit sous le nom d'otites moyennes sèches, des affections chroniques de l'oreille dont le caractère anatomique principal *est l'absence d'exsudat*, et qui, au point de vue clinique, sont marquées par de la surdité, des bruits subjectifs et des vertiges.

Mais il y a lieu de distinguer dans ce grand groupe deux variétés bien distinctes : l'otite *adhésive* et l'otite *scléreuse*.

L'otite adhésive est une affection d'ordre local, à origine presque toujours rhino-pharyngée, qui atteint principalement l'oreille moyenne et y reste cantonnée.

Au contraire, l'otite scléreuse est une affection qui semble relever d'un état général particulier et qui atteint principalement la capsule labyrinthique; on voit donc que ces deux groupes d'otites ont des caractères étiologiques et anatomiques tout à fait distincts.

OTITE MOYENNE ADHÉSIVE. — C'est, peut-on dire, l'une des affections de l'oreille les plus fréquentes.

Étiologie. — Le plus souvent, elle succède à des poussées d'otite moyenne catarrhale mal soignées qui récidivent sans cesse et donnent finalement naissance au processus de l'otite moyenne adhésive.

Toutes les causes d'inflammation de la gorge, susceptibles de se transmettre à l'oreille par la trompe, pourront être mises en ligne de compte. Les lésions du nez, les végétations adénoïdes jouent un grand rôle dans son étiologie. Les affections générales organiques, et en particulier celles qui dépendent de l'arthritisme, et la syphilis, les traumatismes constitueront des conditions favorables à son développement.

C'est une affection qui atteint surtout l'âge moyen et la vieillesse. L'hérédité joue un rôle évident, ou plutôt, c'est l'hérédité des lésions nasales et pharyngées qui retentit sur l'oreille moyenne ; l'alcool et le tabac peuvent être justement incriminés.

Anatomie pathologique. — Lorsque l'on examine la caisse d'un malade atteint d'otite adhésive, on constate une muqueuse qui présente un aspect fibreux cicatriciel, blanc ou grisâtre ; des brides fibreuses vont d'un osselet à l'autre ou aux parois de la caisse.

La chaîne des osselets subit une ankylose fibreuse ou osseuse, suivant l'ancienneté de l'affection. Ils se soudent entre eux et adhèrent aux parois de la caisse. La membrane de la fenêtre ronde s'épaissit, se recouvre de brides fibreuses et se trouve immobilisée. Les muscles des osselets s'atrophient ou subissent aussi la transformation fibreuse. L'étrier s'ankylose bientôt complètement avec la fenêtre ovale, ce qui compromet à tout jamais la fonction auditive.

La membrane du tympan est plus ou moins épaissie et devient scléreuse. Des infiltrations calcaires ou osseuses s'incrustent dans son épaisseur.

Symptomatologie. — Symptômes subjectifs. — A. Les malades se plaignent au début surtout de la **surdité.** Celle-ci s'établit de façon tout à fait insidieuse et souvent passe inaperçue pendant longtemps, car elle est la plupart du temps unilatérale.

Elle a pour caractère d'être plus sensible pour les sons graves que pour les sons aigus. Variable avec les poussées d'inflammation aiguës du naso-pharynx, elle augmente avec la fatigue auditive, est plus marquée pendant les temps humides que pendant les temps secs et pendant l'hiver que pendant l'été. Elle présente aussi comme caractère d'être progressive et d'augmenter avec l'âge.

Certains sourds atteints d'otite adhésive entendent mieux dans le bruit que dans le silence ; c'est ce que l'on appelle la **paracousie de Willis.**

L'orientation des sons est souvent troublée ; il est

imposssible pour eux de reconnaître si un son vient de droite ou de gauche.

B. Un symptôme qui est souvent très pénible pour de pareils malades, ce sont les *bruits subjectifs* qui accompagnent ou suivent la surdité, et sont souvent désignés sous le nom de *bourdonnements*.

Leurs caractères sont très variés, ils sont plus ou moins aigus et peuvent être comparés à des sifflements, des bruits de frelons, de jet de vapeur.

Les malades les entendent dans toute la partie correspondante de la tête. Ces bruits sont quelquefois synchrones à la diastole artérielle, ressemblant à de véritables pulsations.

C. On doit rechercher avec soin les *vertiges*, parce que, la plupart du temps, le malade n'attire pas immédiatement l'attention du médecin de ce côté.

Les vertiges auriculaires ont des caractères tout spéciaux, ils peuvent consister en de simples éblouissements, qui ne durent qu'un instant, et qui passent instantanément. D'autres fois, ils persistent plus longtemps et le malade est obligé de s'accrocher aux meubles environnants, ils peuvent même s'accompagner de nausées et de vomissements, présentant le tableau complet du vertige de Ménière.

Comme autres symptômes subjectifs, signalons une sorte de sensation de plénitude, de gonflement dont se plaignent les malades du côté de l'oreille.

Les *épreuves de l'ouïe* donnent les résultats suivants : le diapason Vertex est mieux entendu du côté de l'oreille malade que du côté sain (le Weber est latéralisé du côté malade); le *Rinne* est négatif (c'est-à-dire que le sujet entend mieux le diapason osseux que le diapason aérien). L'*épreuve de Gellé* nous renseigne sur la plus ou moins grande ankylose de l'étrier.

Signes objectifs. — L'aspect otoscopique de la membrane du tympan est toujours assez modifié.

Il prend une teinte grise, blanc opaque, sa surface est dépolie et le triangle lumineux disparaît. Des plaques calcaires peuvent être observées dans son épaisseur; il existe souvent une sorte d'enfoncement tout spécial du tympan, qui se trouve collé contre la paroi osseuse profonde. Cet enfoncement est dû en partie à la raréfaction de l'air dans la caisse, et est accentué par les synéchies qui unissent cette membrane aux parois de la caisse. Le manche du marteau est saillant, et son apophyse externe proémine en dehors; les plis antérieurs et postérieurs sont toujours très marqués.

A l'aide du spéculum de Siegle on constate que le tympan est en partie immobilisé.

Enfin l'examen sera complet lorsque l'on se sera, avec le cathéter, rendu compte de la plus ou moins grande obstruction de la trompe.

Marche. Durée. Évolution. Pronostic. — La marche de l'otite adhésive est, peut-on dire, fatalement progressive; lorsque le malade s'aperçoit de sa surdité, elle est déjà très avancée.

Il y a cependant des périodes de rémission parfois assez longues; les maladies intercurrentes, les inflammations aiguës de la gorge lui donnent un regain d'activité.

Le pronostic est, comme on le voit, grave, et, le malade est très gêné, non seulement par sa surdité, mais aussi par des bourdonnements qui entravent sa profession, influent sur son caractère, et amènent chez lui une dépression et une mélancolie toutes spéciales.

Diagnostic. — Le diagnostic est, comme on le voit, très facile.

On ne confondra pas l'otite adhésive avec les autres affections qui déterminent la surdité : avec la *surdité labyrinthique* dont nous verrons les caractères; avec l'otite *moyenne catarrhale* exsudative, mais alors la membrane est plus terne, l'auscultation fait entendre des bulles d'air et l'aspect du tympan est tout à fait différent.

Traitement. — Le traitement doit s'adresser avant tout à la cause.

1º **Traitement étiologique**. — Comme l'otite adhésive a une origine la plupart du temps rhino-pharyngée, il faut rechercher dans le nez et le rhino-pharynx s'il n'existe point une cause déterminante du catarrhe et consécutivement des poussées d'otite aiguë et ultérieurement de l'otite adhésive. Il faudra supprimer les végétations, enlever les éperons et les queues de cornet, tout ce qui amène et entretient l'inflammation dans le nez et le pharynx.

2º **Traitement local**. — Mais le traitement doit viser aussi les lésions locales, qui, dans les cas récents, pourront être combattues par un traitement bien approprié.

Il aura essentiellement pour but de rendre à l'oreille moyenne ses fonctions ; il faut pour cela remplir les deux conditions suivantes :

1º Faire que la *trompe redevienne perméable* et que l'oreille s'aère régulièrement ;

2º Faire que la *chaîne des osselets récupère sa mobilité* pour transmettre les vibrations tympaniques à la membrane de la fenêtre ovale, et pour cela il est nécessaire de détruire les adhérences qui unissent les différentes parties de la caisse entre elles.

Pour y arriver, le traitement *sera avant tout médical*, et le moyen le plus facile, qui remplit le mieux les desiderata que nous venons d'énumérer, ce sont les *insufflations d'air par la trompe d'Eustache*, soit par le procédé de Politzer, soit à l'aide de la sonde d'Itard, dont nous avons décrit plus haut la technique.

Disons seulement ici que le procédé de Politzer est surtout applicable chez les enfants, mais chez l'adulte, à cause de la grande capacité du pharynx, il est la plupart du temps insuffisant et le cathétérisme est indispensable.

Il est parfois nécessaire, lorsque la trompe est obstruée,

d'ajouter au cathétérisme simple le *bougirage*; pour rendre
à la trompe sa perméabilité par l'introduction de bougies
en gomme.

Les séances de cathétérisme seront renouvelées tous les
deux ou trois jours, et continuées pendant une quinzaine.
Si au bout de cette période il y a une amélioration, il
sera indiqué, après un léger repos, de refaire une nouvelle

Fig. 62. — Raréfacteur de Delstanche.

série d'insufflations, sinon, il vaut mieux cesser, car on
n'obtiendra rien par un pareil traitement.

On associe très souvent au cathétérisme avec la sonde
les *massages du tympan*. Ceux-ci se font par raréfaction
et compression de l'air dans le conduit, avec le spéculum
de Siegle soit avec la poire de Politzer munie de l'embout
de Gellé soit, mieux, avec l'aspirateur de Delstanche
(fig. 62).

Le massage ne doit être fait que lorsqu'il y a perméabilité
bien dûment constatée de la trompe, et lorsque la membrane du tympan n'est pas relâchée.

Mais ce traitement est en réalité bien souvent insuffisant, lorsqu'il existe des adhérences fibreuses, il ne rend

aucun service; aussi, s'est-on ingénié à trouver des moyens
pour détruire ces adhérences, ces brides, qui gênent le
fonctionnement de l'oreille moyenne, et c'est ainsi que
l'on a injecté dans l'oreille des *liquides qui ont pour but
de ramollir les tissus fibreux.*

Fig. 63. — Tympan droit, incision sur le pli postérieur de
la membrane (le manche du
marteau est représenté en
position normale) et incision
inférieure.

Sans parler des nombreuses
substances qui tour à tour
ont été proposées puis rejetées
(injections d'huile, d'éther,
iode, injections de vapeur mé-
dicamenteuse), nous ne nous
arrêterons ici qu'à une variété d'injections, qui, dans
ces derniers temps, semble
avoir rendu quelques services,
nous voulons parler des injections de *thioscinamine.*

Après avoir lu les travaux
qui ont été publiés par
Lermoyez et Mahu (1), con-
cernant le traitement de l'otite adhésive par la thioscinamine, nous l'avons appliqué nous-même à plusieurs
malades qui en étaient justiciables, nous leur avons injecté par la trompe à plusieurs reprises, à des intervalles de
cinq à six jours, quelques gouttes de solution de thioscinamine à 15 p. 100. Nous avons pu constater, sur cinq
malades sur sept soumis à ce traitement, une amélioration
manifeste, amélioration qui s'est traduite par l'augmentation de l'ouïe, par la diminution des bourdonnements et
aussi par la disparition de cette sensation spéciale de
plénitude qui est souvent si gênante dans l'otite adhésive.

TRAITEMENT CHIRURGICAL. — Nous ne dirons que
quelques mots du traitement chirurgical, qui tour à tour

(1) Voy. *La Presse médicale*, mai 1908.

a été proposé, puis abandonné par les différents auteurs. Il consiste soit en *plicotomie*, c'est-à-dire en incision avec un bistouri spécial du pli postérieur du tympan, soit en *synéchotomie* ou en *perforation du tympan*, permettant aux ondes sonores de venir frapper directement le fond de la caisse, ou enfin en *ablation des osselets*. Mais en réalité le traitement chirurgical n'a pas donné de résultats constants.

OTITE SCLÉROSANTE OU OTITE SCLÉREUSE.

— Étiologie. — Contrairement à l'otite adhésive, l'otite scléreuse est une affection d'*ordre plutôt général*, il s'agit ici plutôt de troubles trophiques.

L'*arthritisme*, la *goutte* jouent un grand rôle dans son développement, mais c'est surtout l'*hérédité* qui a la grande part dans l'étiologie de la sclérose, c'est elle qui donne le plus grand nombre de surdités familiales.

Plus fréquente chez la femme que chez l'homme, elle débute souvent chez les jeunes sujets, entre l'âge de vingt et trente ans.

Anatomie pathologique. — Les lésions de l'otite scléreuse sont au *début circonscrites à la paroi labyrinthique de la caisse*, et la lésion la plus typique, c'est l'ankylose de l'étrier. D'après Politzer, il s'agit d'une transformation de la capsule labyrinthique en tissu osseux au voisinage de la fenêtre ovale avec envahissement progressif de celle-ci et de la platine de l'étrier.

L'otite scléreuse est donc une affection qui atteint surtout la capsule labyrinthique et ultérieurement envahit plus ou moins l'oreille interne. Le plus souvent, la muqueuse de la caisse est intacte.

Symptomatologie. — Symptômes subjectifs. — Les symptômes subjectifs sont à peu près les mêmes que ceux que nous avons décrits à propos de l'otite adhésive.

Les *bruits subjectifs* sont toujours très marqués, les *vertiges* sont très accusés et très fréquents, la *surdité* présente, comme dans l'otite adhésive, un début insidieux, mais sa marche est généralement très rapide et aboutit promptement à la perte complète de l'ouïe.

Les deux oreilles sont toujours prises presque simultanément.

Les épreuves de l'ouïe se caractérisent par le Rinne négatif et le Weber latéralisé dans l'oreille malade. Le Schwabach est prolongé ; l'épreuve de Gellé a une grande valeur, car elle indique sur l'ankylose plus ou moins grande de l'étrier.

Mais si l'oreille interne est envahie par le processus de sclérose, le Rinne redevient positif et le Weber n'est plus latéralisé du côté malade.

Signes objectifs. — A l'examen du tympan, on constate que la membrane est tout à fait normale, elle est lisse, son triangle lumineux a gardé sa coloration gris-perle.

Les trompes sont tout à fait perméables.

Pronostic. Marche. Durée. — Le pronostic de cette forme est grave, d'autant plus que la surdité s'accompagne toujours de bourdonnements et de vertiges.

Traitement. — 1° **Traitement local.** — *Ce qu'il ne faut pas faire.* — Autant il est indiqué d'intervenir énergiquement dans les processus adhésifs, ou, du moins, dans certains d'entre eux, autant il faut être prudent et réservé, lorsqu'on a affaire à la sclérose.

Le *traitement local sera très sévèrement proscrit*, car il est non seulement inutile, mais la plupart du temps nuisible, c'est ainsi que les douches d'air, le cathétérisme peuvent déterminer des bourdonnements et des vertiges, qui n'existaient pas auparavant.

La seule chose que vous serez autorisés à faire, c'est le *massage aspiratif du tympan*, pouvant attirer l'étrier en dehors et diminuer d'autant son adhérence et son enfoncement dans la fenêtre ovale.

En tout cas, ce traitement devra être fait avec la plus

grande circonspection, et cesser au moindre symptôme pénible accusé par le malade.

L'électricité, préconisée par quelques auteurs sous forme de courants continus, ne donne que rarement des résultats bien appréciables sur l'ouïe et sur les symptômes pénibles.

On devra se contenter, au point de vue local, d'un traitement uniquement palliatif.

2° **Traitement palliatif.** — Et c'est surtout contre les symptômes pénibles que le traitement sera dirigé.

Fig. 64. — Acoustiques en métal.

Contre les bourdonnements, on donnera soit une médication bromurée, soit une solution de teinture d'aconit suivant cette formule :

> Teinture de racines d'aconit. ....   5 grammes.
> Sirop d'écorces d'oranges........... 300   —
> Une cuillerée à café trois fois par jour, de préférence entre les repas (Lermoyez).

Contre les vertiges, on indiquera un traitement tout spécial, dont nous parlerons à propos du vertige de Ménière.

L'audition ne peut guère être améliorée que par le port d'appareils spéciaux (fig. 64 et 65).

3° **Traitement général.** — Enfin, on n'oubliera pas de soigner l'hygiène générale, d'administrer au malade des dérivatifs intestinaux. On évitera également tout ce qui peut congestionner, les mets épicés, l'abus des farineux, et l'on a vu quelquefois les malades obtenir de l'amélioration par un régime lacté ou un régime végétarien.

Si l'arthritisme est en jeu, on prescrira l'iodure de potassium. Si le malade est goutteux, on lui donnera des alca-

Fig. 65. — Éventail acoustique.

lins; on peut recourir avec succès, soit à l'iodure à petites doses, soit au bromure, pour calmer les bourdonnements.

MALADIES DE L'APOPHYSE MASTOÏDE

Ainsi que nous l'avons vu, l'*antre mastoïdien* participe toujours à la suppuration de l'oreille : chaque fois qu'il y a otite, il y a également *antrite*, mais de cette cavité l'infection peut gagner les autres cellules de la mastoïde et constituer alors la *mastoïdite*.

La mastoïdite affecte une forme aiguë ou une forme chronique, celle-ci coïncidant avec l'évolution d'une otite chronique.

Mastoïdite aiguë.

Étiologie. — 1° Les mastoïdites aiguës sont la plupart du temps *consécutives* aux otites aiguës. Cependant, on les voit survenir au décours des otites chroniques, sous l'influence de nouvelles inflammations qui ramènent le réchauffement de l'otite.

Dans les deux cas, la *rétention* à l'intérieur de l'antre est le principal agent du développement de la mastoïdite. Celle-ci peut être produite par la difficulté de l'écoulement du pus, soit au niveau du conduit auditif (furoncle et cérumen), soit par une perforation insuffisante du tympan, soit encore par une obturation mécanique de l'aditus ad antrum amenée par du gonflement de la muqueuse ou la production des polypes dans cet étroit canal.

Mais il faut tenir compte également de la *virulence microbienne* qui joue un grand rôle dans l'extension de la suppuration aux cavités mastoïdiennes ; c'est ainsi que l'on constate, surtout dans les épidémies de grippe, l'envahissement presque simultané de l'oreille et de la mastoïde, alors que la paracentèse a été faite de façon hâtive et qu'on ne peut certes pas incriminer de phénomènes mécaniques de rétention. De même la moindre résistance de l'organisme, la convalescence des maladies infectieuses, les dyscrasies, le diabète facilitent le développement de la mastoïdite.

2° Mais à part cette forme secondaire de la mastoïdite, il semble exister des *formes primitives* ; l'infection se fait alors par voie sanguine, c'est la forme de l'ostéomyélite, de la tuberculose; mais même dans ce cas, n'est-il pas admissible de penser qu'il y a eu d'abord otite très légère, que l'inflammation a passé dans la mastoïde très rapidement sans laisser de traces dans l'oreille. Cette particularité semblerait fréquente dans les otites à pneumocoques.

Anatomie pathologique. — Les cellules de la mastoïdite se prennent successivement. Or, nous savons que celles-ci occupent différents points de l'apophyse mastoïde, séparés par des ponts d'os compacts, qu'elles peuvent siéger quelquefois en des endroits très éloignés (*cellules aberrantes*) diffusant l'infection en des portions osseuses très écartées de l'oreille.

Ce sont là des faits qu'il faut bien avoir présents à l'esprit au moment de l'intervention.

Lorsque l'abcès mastoïdien est formé, comment le pus va-t-il chercher à s'écouler ? Il pourra le faire *par la voie naturelle*, c'est-à-dire par l'aditus, l'oreille et le conduit auditif. C'est là un mode de guérison spontanée, peut-on dire, de la mastoïdite. Mais, s'il survient une cause de rétention par obturation de l'aditus, le *pus va chercher à se frayer un chemin au dehors.*

Ainsi que le décrit très bien Lermoyez, le pus pourra pour s'extérioriser, prendre cinq directions différentes :

1º Il peut **se diriger en dehors** vers la peau ; c'est la règle chez l'enfant dont la corticale est mince et chez les adultes qui ont des apophyses très pneumatiques. L'os se laisse rompre et donne naissance à un abcès sous-cutané, et ultérieurement à une fistule.

2º **Se diriger en avant,** vers le conduit auditif, après avoir envahi les cellules limitrophes, il décolle les téguments et arrive à refouler la paroi postérieure du conduit.

3º **Vers le cou,** il se fraye alors une voie en bas et en dedans, fuse en arrière et au-devant du sterno-mastoïdien, donnant lieu à une forme spéciale, que nous décrirons à part, « la mastoïdite de Bezold ».

4º Il peut aussi **se diriger en haut, vers le crâne,** trouvant le plafond de l'attique ou de l'antre, qui est toujours fragile, parfois même déhiscent, et amenant alors des abcès extra-duraux et cérébraux, cu de la méningite.

5º Ou encore **se diriger en dedans et en arrière,** vers le sinus latéral et la fosse cérébrale (phlébite et abcès du cervelet).

Symptomatologie. — Le *début* de la mastoïdite peut être long et insidieux, se constituant progressivement au décours d'une otite ; mais généralement l'envahissement de la mastoïde est indiqué par des signes locaux et par des signes généraux qui attirent rapidement l'attention du côté de cet os.

Signes fonctionnels. — Comme signes locaux, celui qui frappe le plus est la *douleur*. Celle-ci est généralement très marquée, elle siège au niveau de l'apophyse, irradie dans toutes les parties de la moitié correspondante de la tête, se manifestant sous forme de tension, d'élancements, de pesanteurs, plus marqués la nuit, empêchant tout sommeil. Il y a en plus de la céphalée généralisée, sans rapport précis avec la région mastoïdienne.

Cette douleur ressemble assez, comme on le voit, à celle de l'otite aiguë simple ; elle a une signification particulière lorsqu'elle réapparaît au décours d'une otite, et lorsqu'elle coïncide avec une diminution de l'écoulement.

Signes objectifs. — **Exploration de la mastoïde.** — La pression révèle également de la douleur, qui siège soit dans la région de l'antre, soit au contraire dans la région de la pointe ou qui est généralisée à toute la mastoïde, suivant que telles cellules ou telles autres sont prises.

Il ne tarde pas à se montrer du *gonflement rétro-auriculaire*. C'est tout d'abord de l'empâtement, puis bientôt l'œdème augmentant, la peau de derrière l'oreille semble décollée et le pavillon est refoulé en dehors (fig. 66). Ce dernier phénomène est appréciable si on observe simultanément les deux oreilles en se plaçant derrière la tête du malade. La peau œdématiée garde l'impression du doigt, et il est possible, à une phase plus avancée, de sentir dans la profondeur de la fluctuation.

Le gonflement peut gagner la paroi postéro-supérieure du conduit, celle qui correspond aux cellules limi-

trophes, et il en résulte alors un signe trés important : la
chute de la paroi postéro-supérieure du conduit, dont la
lumière se trouve parfois complètement obstruée.

Une *rougeur* plus ou moins marquée accompagne souvent
ce gonflement, et, parfois, on remarque à la surface de la

Fig. 66. — Oreille décollée dans la mastoïdite.

peau l'existence d'un lacis veineux très développé, qui
n'existe pas de l'autre côté.

L'OTORRHÉE, l'écoulement d'oreille, est très variable ;
tantôt il cesse avec le début de la mastoïdite (forme
par rétention), tantôt, au contraire, il persiste très
abondant, indiquant par là même, une suppuration
profuse des cellules mastoïdiennes (forme ostéomyéli-
tique).

Marche. — La mastoïdite présente une *marche* généralement progressive, mais toujours avec rémissions et arrêts
dans son évolution.

Elle *peut guérir spontanément*, même lorsque toute la mastoïde semble envahie. Nous avons observé de ces terminaisons heureuses, en particulier chez les enfants; mais il ne faut pas trop compter sur ces guérisons spontanées, qui sont exceptionnellement rares, et abandonner à elle-même une affection qui peut amener les complications es plus graves.

La mastoïdite peut évoluer vers la *chronicité*, et la suppuration persister pendant longtemps, l'écoulement du pus pouvant se faire : soit par le conduit, soit par une ouverture faite à la surface de la mastoïde (*fistule*), ne mettant point le malade à l'abri de complications éventuelles (Voy. plus loin : *Complications des otites et de la mastoïdite*).

Formes de la mastoïdite. — La mastoïdite peut évoluer suivant différentes formes ;

1° C'est tout d'abord, comme nous l'avons vu, celles survenant d'emblée, sans otite, **mastoïdites primitives**. On pourrait décrire également des *formes insidieuses*.

2° Mais c'est surtout d'*après la localisation de la suppuration et la marche du pus* que l'on peut décrire des formes tout à fait spéciales. Nous citerons seulement la forme postéro-supérieure ou **forme occipitale**, le gonflement atteignant les régions postéro-supérieures et qui est déterminée par l'envahissement des cellules aberrantes sises dans les confins de l'os occipital.

Signalons également la **forme temporale**, où la rougeur et le gonflement occupent leur maximum au-dessus du pavillon qui se trouve très abaissé avec tuméfaction de la fosse temporale externe.

Mais la plus curieuse de ces formes à localisation spéciale, c'est la mastoïdite de la pointe, ou mastoïdite de Bezold.

Mastoïdite de Bezold. — La mastoïdite de Bezold est caractérisée par ce fait que le pus suivant les groupes cellulaires inférieurs gagne de proche en proche la pointe

et finalement amène la rupture de la paroi antéro-interne
de l'apophyse, en dedans du muscle sterno-mastoïdien,
pour gagner ensuite la gaine des gros faisceaux vasculo-
nerveux du cou.

On voit donc qu'il faut deux conditions pour le développement de la mastoïdite de Bezold : c'est d'une part
l'existence des cellules se prolongeant jusqu'à la pointe,
et d'autre part une corticale externe suffisamment résistante, pour qu'elle ne se laisse pas franchir par le pus.

Ces deux conditions ne s'observent guère que chez
l'adulte, aussi la mastoïdite de Bezold est-elle une maladie
inconnue de l'enfance.

La mastoïdite de Bezold constitue une forme généralement torpide; elle est toujours très difficile à diagnostiquer,
car elle présente peu de signes externes; mais surtout des
symptômes profonds occupant la région de la pointe.

Comme signes presque constants, on peut citer du
torticolis et du *gonflement* qui occupe la partie supérieure
du muscle sterno-mastoïdien et ne tarde pas à faire
disparaître la saillie qui, normalement, est formée au-
dessus des téguments par l'apophyse mastoïde.

Ce gonflement s'accompagne, à une période plus ou moins
avancée, de *fluctuation* et même, lorsqu'il y a perforation large du tympan, on peut déterminer l'issue du pus
dans le conduit en pressant sur les régions supérieures du
cou (signe de Luc).

Si l'on abandonne la mastoïdite de Bezold à elle-même,
le pus peut *fuser dans le cou* et prendre des directions
variables (fig. 67). Il peut se diriger vers les téguments,
en avant ou en arrière du muscle sterno-mastoïdien ; il
peut fuser dans la gaine des gros vaisseaux du cou ; vers
la paroi latérale du pharynx et faire saillie au fond de la
bouche, amenant de la gêne de la déglutition. On a même
signalé des infections vers le médiastin.

La mastoïdite de Bezold est donc une affection grave,

les complications intracraniennes sont très fréquentes au
décours de cette affection. Elle est d'autant plus grave
que sa marche est toujours insidieuse, qu'elle évolue sans
grande fièvre et qu'elle se manifeste, comme nous l'avons
dit, par des phénomènes locaux peu accentués.

3° Il convient de faire aussi une place aux *formes dites*

Fig. 67. — Mastoïdite de Bezold.
A. Collection purulente qui a fusé dans le cou.

ostéomyélitiques; ce sont celles qui envahissent d'emblée toute la mastoïde, s'accompagnent d'un gonflement très étendu des téguments, qui se diffusent dans
le diploé des os voisins (ostéomyélite des os plats du
crâne). Voy. plus loin.

4° *Formes suivant l'état général.* — Les *formes
diabétiques*, ont des caractères nécrosants et à extension progressive ; les *formes tuberculeuses* ont peu
de tendance à la guérison, et elles évoluent du reste la

plupart du temps avec une marche subaiguë ou chronique.

Pronostic. — Le pronostic de la mastoïdite est donc tout à fait variable.

Si elle survient au décours d'une otite franche simple, le pronostic est *bénin*, car actuellement une mastoïdite soignée et opérée dans ces conditions guérit toujours.

Il est *grave* si elle se développe dans certaines affections, dans les épidémies de grippe, dans la convalescence des maladies infectieuses, au décours de la scarlatine, rougeole, etc.

Il y a lieu de tenir compte du terrain sur lequel elle se greffe. Les sujets lymphatiques, les diabétiques présentent des mastoïdites toujours sérieuses. Graves aussi sont les mastoïdites qui surviennent dans le décours de vieilles otorrhées chroniques qui se réchauffent sous une nouvelle poussée inflammatoire.

Diagnostic. — Le diagnostic de la mastoïdite aiguë est en général facile; cependant le tableau symptomatologique est rarement au complet et il faut souvent se contenter d'un des signes précédemment énumérés pour faire le diagnostic.

On ne peut guère confondre la mastoïdite avec une adénite ou un *adéno-phlegmon* qui siège sous le sterno-mastoïdien, car, dans ce cas, le gonflement et la fluctuation sont beaucoup plus superficiels.

La *furonculose* du conduit a donné quelquefois lieu à des erreurs de diagnostic; il peut exister du gonflement de la région postéro-supérieure du conduit, siège du furoncle, de l'œdème superficiel des téguments dus à l'inflammation cutanée; mais alors, il est facile de se rendre compte que la douleur est exclusivement cutanée et qu'il n'existe point de sensibilité osseuse profonde.

Enfin, on n'oubliera pas que, dans l'*hystérie*, on constate parfois de véritables *algies mastoïdiennes* qui en imposeront pour la mastoïdite proprement dite, mais alors les douleurs sont plus superficielles et présentent des caractères spéciaux qui sont propres à l'hystérie.

Traitement. — Le traitement de la mastoïdite *doit être d'abord otologique* et *véritablement prophylactique.*

Il faut tâcher de drainer par l'oreille et le conduit auditif, le pus qui tend à séjourner dans la mastoïde. Il faut paracentéser le tympan, agrandir la perforation tympanique si cela est nécessaire, enlever les polypes et les granulations qui empêchent le libre écoulement du pus et faire au besoin quelques insufflations par la trompe pour bien dégager la caisse.

Ces indications sont impérieuses lorsque la fièvre persiste et que la douleur a des tendances à gagner la région mastoïdienne.

1° TRAITEMENT MÉDICAL. — Du côté de la mastoïde, on fera la **révulsion locale**, soit avec la réfrigération par la glace, soit en appliquant des compresses très chaudes, renouvelées toutes les deux heures.

Mais lorsque la mastoïdite est confirmée, il n'y a qu'un seul traitement rationnel, auquel il faut s'adresser sans tarder, c'est : « la **trépanation mastoïdienne** ».

2° TRAITEMENT CHIRURGICAL : TRÉPANATION MASTOIDIENNE. — INDICATIONS OPÉRATOIRES. — Quand doit-on trépaner la mastoïde ?...

En principe chaque fois que le diagnostic de *mastoïdite* peut être posé de façon ferme.

C'est là un point qui embarrasse souvent le chirurgien. Commodément, on peut grouper ces indications sous deux chefs : ou bien, la trépanation est une opération de nécessité, ou, au contraire, c'est une opération d'opportunité.

L'intervention est *nécessaire* lorsqu'il existe une fistule cutanée, ou bien un abcès superficiel dont on sent la fluctuation, ou lorsque la collection vient refouler la paroi postéro-supérieure du conduit.

La trépanation sera une *opération d'opportunité* lorsqu'on constate un certain nombre de symptômes caractéristiques de la mastoïdite : lorsqu'il existe une douleur spontanée étendue presque à la totalité de la mastoïde, du gonflement en masse de l'apophyse mastoïde ; lorsque l'écoulement cesse en même temps que la mastoïde se gonfle. Lorsque celui-ci est très abondant, il est évident qu'il ne vient pas uniquement de la caisse du tympan. Un pus fétide et persistant malgré des soins antiseptiques rigoureux indique une carie osseuse mastoïdienne avancée ; enfin, certaines indications sont tirées de la fièvre, de l'état général du malade.

En cas de doute, il faut intervenir, car l'opération ne présente aucune espèce de gravité et l'on risque les complications les plus graves en ne la faisant pas à temps.

Mastoïdite chronique.

La mastoïdite aiguë peut dans certaines conditions passer à l'état chronique soit par le fait du mauvais état général du sujet, soit à la suite d'un traitement local défectueux.

Elle peut être *chronique d'emblée*, en particulier dans la tuberculose.

Il y a lieu de distinguer, au point de vue *anatomo-pathologique* et clinique, deux formes de mastoïdite chronique : la forme raréfiante suppurative et la forme condensante.

1° FORME SUPPURATIVE. — La mastoïde est infiltrée dans toute son épaisseur, l'écoulement purulent peut se faire par le conduit, c'est la forme ordinaire ; ou bien il peut y avoir eu effraction des couches superficielles mastoïdiennes, c'est la **forme fistuleuse** ; on peut trouver également dans la mastoïde du cholestéatome (**forme cholestéatomateuse**).

2º FORME SCLÉROSANTE. — Mais à côté de ces formes suppuratives, il convient de faire place à la *forme sclérosante*. Dans cette forme, l'inflammation amène la production de tissus granuleux qui remplissent les cellules mastoïdiennes; ces tissus deviennent fibreux et peuvent s'ossifier. Il en résulte la production de tissus osseux *éburnés*, qui comblent toutes les cellules et réduisent l'antre à des proportions très minimes ; cette condensation se produit surtout vers la corticale externe, beaucoup moins vers la corticale interne.

Il est commun de rencontrer cette ostéo-sclérose dans les vieilles suppurations chroniques de l'oreille moyenne.

Symptomatologie. — Les symptômes qui indiquent l'évolution de la mastoïdite chronique sont très peu accusés. Elle ne se manifeste pendant très longtemps par aucun autre signe que l'*écoulement* d'oreille.

Cet écoulement présente d'ailleurs toutes les variétés ; il peut être très abondant ou quelquefois minime, mais il a comme caractère de persister malgré tous les traitements otologiques et de rester fétide malgré l'application des antiseptiques.

Il est parfois possible de le voir venir de l'aditus : Après nettoyage et séchage de la caisse, on peut, l'aspirant avec le spéculum de Siegle, le faire sortir de la région postéro-supérieure.

Lorsqu'il y a *fistule*, celle-ci siège soit à la surface externe, au niveau de l'antre, plus rarement au niveau de la pointe, quelquefois on la voit s'ouvrir dans le conduit, au niveau des cellules limitrophes. Il convient alors de la rechercher à l'aide du spéculum et du stylet pour en faire le diagnostic.

Dans le décours de la mastoïdite chronique, s'il existe des *crises de céphalée* avec douleurs mastoïdiennes plus ou moins prononcées, elles sont dues à de la rétention.

Il est commun aussi de voir la virulence du pus être exaltée par une maladie, par la grippe par exemple, il en résulte une poussée inflammatoire nouvelle. Ces *réchauffements mastoïdiens*, ces poussées aiguës sont toujours graves.

Pronostic. — Le pronostic de la mastoïdite chronique est toujours sérieux et l'apparition de certaines complications, en particulier la paralysie faciale, est un symptôme inquiétant. Elle s'accompagne facilement de propagation au sinus latéral.

Traitement. — Le traitement de la mastoïdite chronique sera exclusivement chirurgical, concernant à la fois la cure de la mastoïdite et de l'otorrhée chronique, c'est l'opération radicale de Stacke (évidement pétro-mastoïdien).

INDICATIONS DE L'ÉVIDEMENT PÉTRO-MASTOIDIEN. — L'intervention est de *toute nécessité*, toutes les fois qu'il y a des poussées aiguës mastoïdiennes, c'est-à-dire réchauffement de la mastoïdite chronique, lorsqu'il y a des collections sous-cutanées, une fistule osseuse s'ouvrant au dehors, un début de paralysie faciale ou lorsqu'apparaissent des complications craniennes.

Elle sera simplement d'*opportunité* s'il y a des phénomènes de rétention ; si une otorrhée chronique traitée pendant longtemps reste incurable ; on est alors en droit de soupçonner des lésions mastoïdiennes qui font persister la suppuration.

La cure radicale de l'otorrhée peut s'obtenir soit par l'extirpation des osselets, soit par l'évidement pétro-mastoïdien.

MALADIES DE L'OREILLE INTERNE

Parmi les maladies de l'oreille, celles du labyrinthe sont les moins connues à cause de la difficulté que l'on a à explorer cette portion de l'oreille et de sa complexité.

Quels sont les symptômes qui caractérisent une affection

de l'oreille interne en général?... Il y en a trois principaux : ce sont les vertiges, la surdité, les bruits subjectifs.

Dans toutes les affections de l'oreille interne, les accidents présentent un début brusque ; la *surdité* est d'emblée très marquée et elle est surtout accentuée pour les sons élevés, les sons graves sont encore relativement bien entendus.

Les différentes *épreuves auditives* donnent les résultats suivants :

Pour l'épreuve de Weber, le diapason est latéralisé du côté sain. Le Rinne est positif. Si l'on pratique l'épreuve de Schwabach, on constate que la durée de la perception du diapason osseux est beaucoup réduite.

Enfin, au nombre des troubles auditifs particuliers aux lésions labyrinthiques, signalons la *paracousie*, c'est-à-dire l'audition fausse de certains sons.

Le *vertige* est le symptôme, peut-on dire, caractéristique d'une affection labyrinthique ; il présente des caractères très spéciaux, que nous décrirons plus loin (vertige de Ménière).

Les *bruits subjectifs* sont toujours très accentués.

Comme on le voit, cette triade symptomatique se rencontre en somme dans toutes les affections de l'oreille interne (1).

Or, celles-ci peuvent se grouper suivant différentes modalités cliniques ; tantôt, il s'agit de *simples troubles circulatoires*, capables de donner des symptômes très marqués, d'autres fois, au contraire, il existe de *véritables lésions intra-labyrinthiques*, par exemple : traumatismes, inflammations aiguës ou chroniques, hémorragies.

Troubles circulatoires.

Il s'agit soit d'anémie, soit d'hyperhémie du labyrinthe.

(1) Cela restreint singulièrement l'autonomie du vertige de Ménière que nous décrirons plus loin et qui, dans l'esprit de son auteur, était due uniquement à l'hémorragie labyrinthique.

1° *ANÉMIE DU LABYRINTHE*. — Elle peut s'observer à la suite d'une hémorragie grave, dans la chlorose,
au cours de certaines affections cardiaques, chez les
artérioscléreux.

Traitement. — Contre l'anémie du labyrinthe, on
donnera au malade du fer, si c'est un anémique, de la
digitale, si c'est un cardiaque, de la caféine ou de l'iodure
aux artérioscléreux.

Le nitrite d'amyle amène une disparition rapide des
accidents dus à l'anémie labyrinthique, mais son action
est toute passagère. Lermoyez conseille de recourir plutôt
à la trinitrine que l'on emploie de la façon suivante :

> Solution alcoolique de trinitrine à 1 p. 100.   XXX gouttes.
> Eau distillée ....   300 grammes.

Faire prendre d'abord 3 cuillerées à dessert par jour
de cette solution, puis élever peu à peu la dose à 3 cuillerées à soupe. Le traitement est suivi pendant vingt jours
consécutifs par mois et interrompu pendant les dix jours
suivants.

2° *HYPERHÉMIE DU LABYRINTHE*. — Elle est
beaucoup plus fréquente que l'anémie.

Elle peut être déterminée par des congestions *actives*
ou passives. Les premières se rencontrent dans tout ce qui
congestionne la tête, par exemple après une digestion
difficile, dans certaines intoxications et lorsqu'il y a
inflammation aiguë de la caisse et hyperhémie véritable.
Les troubles congestifs de la ménopause, la goutte, les
hémorroïdes sont capables d'amener l'hyperhémie du
labyrinthe.

Les affections du cœur, du poumon à une phase avancée
déterminent des congestions *passives*.

Les symptômes sont assez semblables à ceux de l'anémie.
Pour diagnostiquer l'anémie de l'hyperhémie labyrinthique,
diagnostic très important à faire au point de vue du trai-

tement à instituer, on tiendra compte de l'exagération
des symptômes qui se produisent lorsqu'il y a hyperhémie
dans la déclivité de la tête, dans l'effort au moment des
digestions, sous l'influence de l'ingestion des boissons
alcooliques. Enfin, l'épreuve du nitrite d'amyle, conseillée
par Lermoyez, au lieu d'amener un soulagement dans tous
les symptômes, comme on l'observe dans les cas d'anémie
labyrinthique, ne fait que les exagérer.

Traitement. — Contre les troubles labyrinthiques
congestifs, on prescrira à l'intérieur le sulfate de quinine
à la dose de 5 à 10 centigrammes par jour. La quinine
est en effet un décongestionnant de l'oreille. D'autres
fois on pourra donner des vaso-constricteurs, l'aconit par
exemple, on fera de la révulsion sur l'apophyse mastoïde,
on y placera des sangsues, on administrera au malade
un purgatif drastique, enfin, on s'attaquera à la cause
principale : affection du cœur, du poumon, etc.

3° *HÉMORRAGIES DU LABYRINTHE*. — Elles sont
déterminées par des affections diverses : en premier lieu
par tous les phénomènes congestifs qui peuvent amener
l'extravasation de sang à travers les parois des vaisseaux.

Citons également les traumatismes, la toux, les chutes
sur la tête, enfin, les lésions locales qui sont sous la dépendance d'affections générales, comme le diabète, la leuco-
cytémie. On observe également ces hémorragies dans
certaines intoxications dans les lésions du cerveau, du
bulbe, etc. L'hémorragie est soit localisée à une portion
du labyrinthe, soit généralisée.

C'est à l'hémorragie labyrinthique qu'est dû le syndrome auquel Ménière a attaché son nom (**Vertige de
Ménière**) (Voy. plus loin, p. 174), etc.

La guérison est possible par résorption du sang épanché.

Le diagnostic de l'hémorragie labyrinthique est toujours
très difficile à poser. Néanmoins, on devra toujours y
penser, en particulier après les traumatismes, ou lorsque,

chez les congestifs, ils surviennent après des quintes de toux.

Le traitement consistera principalement en séjour au lit, sangsues sur l'apophyse mastoïde, injections sous-cutanées d'ergotine, applications de glace sur la tête.

4° *INTOXICATIONS DU LABYRINTHE*. — Elles peuvent se produire sous l'action des sels de quinine, de l'acide salicylique, le chloroforme, le tabac, l'alcool. On sait que la limite de la tolérance de la quinine, de l'acide sali-cylique, est indiquée par l'apparition de bourdonnements.

Il faut donc éviter chez les malades dont les oreilles sont déjà atteintes l'administration de ces médicaments.

On fera cesser l'usage du tabac aux fumeurs. Sauf dans les formes invétérées, tous les troubles cessent quand la cause est supprimée.

Inflammation du labyrinthe.

L'inflammation peut envahir le labyrinthe et, bien que les travaux qui concernent *les suppurations et les inflam-mations du labyrinthe* soient très restreints, on a déjà des données assez précises sur les *labyrinthites suppurées*, leur diagnostic et leur traitement.

Étiologie. — 1° Presque toujours les labyrinthites suppurées sont *secondaires*, consécutives aux inflamma-tions et aux suppurations de la caisse. Cette complication s'observe aussi bien au cours des affections aiguës de l'oreille, que pendant les affections chroniques.

La propagation de la suppuration labyrinthique de l'oreille moyenne se fait le plus souvent par altérations os-seuses au niveau d'une fistule. Le traumatisme joue parfois un rôle dans l'apparition de ces phénomènes labyrinthiques, par exemple dans les fractures du rocher, dans l'opération de l'évidement pétro-mastoïdien, au cours duquel il peut se produire une lésion d'un des canaux semi-circulaires.

Le pus qui envahit le labyrinthe se propage au cerveau et aux méninges avec la plus grande facilité, par l'intermédiaire des différents canaux (aqueduc du limaçon, conduit auditif interne).

2º Il existe une forme *primitive* de l'affection et Voltolini l'a décrite le premier s'observant chez les enfants comme manifestation isolée d'une maladie infectieuse (*maladie de Voltolini*).

On conçoit très bien que la labyrinthite suppurée est des plus graves, aussi importe-t-il de savoir en reconnaître l'existence.

Symptomatologie. — 1º *Forme primitive.* — La maladie de Voltolini frappe un enfant brusquement ; il a de la fièvre, des convulsions, puis ces phénomènes rétrocèdent et il garde des vertiges, de la titubation et de la cophose qui sera incurable.

2º *Forme secondaire.* — On pourra soupçonner qu'il y a de la pyo-labyrinthite, par exemple lorsqu'après l'évidement pétro-mastoïdien, il persiste de la fièvre, de la céphalée, en même temps qu'apparaissent des vertiges, de la surdité et le syndrome labyrinthique.

Du côté des yeux, on note comme symptôme constant et en quelque sorte caractéristique le *nystagmus*. Consistant en un mouvement incessant des globes oculaires, lorsque le malade fixe un objet, il est la plupart du temps horizontal, et se produit surtout si l'on fait regarder du côté sain. La démarche est chancelante ; le malade est incapable de se tenir debout les yeux fermés.

Si l'on explore le conduit auditif et l'oreille, on constate bien souvent un point fistuleux au niveau du labyrinthe ; la paroi labyrinthique peut être nécrosée.

La pyo-labyrinthite suppurée évolue plus ou moins rapidement, et l'on a pu en décrire deux formes : une forme aiguë et une forme chronique.

Le diagnostic est, comme on le voit, en général facile

lorsque l'affection survient au décours d'une suppuration de l'oreille moyenne et que le syndrome labyrinthique est au complet.

Traitement. — Le traitement chirurgical est, dans cette région délicate, toujours difficile.

Dans quelques cas, le simple évidement pétro-mastoïdien suffit pour faire disparaître les phénomènes de pyo-labyrinthite.

La description des opérations pratiquées sur le labyrinthe dépasse le cadre de ce travail, et du reste elles sont loin d'être courantes dans notre spécialité; la mortalité à laquelle elles donnent lieu est encore aujourd'hui très élevée.

Vertige auriculaire et vertige de Ménière.

Ménière a décrit, en 1861, une maladie caractérisée par la *triade symptomatique : vertiges, bourdonnements, surdité*, et anatomiquement par l'hémorragie du labyrinthe, lésion que cet auteur avait constatée à l'autopsie qui servit de base à son mémoire.

Il s'agissait donc d'une affection comprenant des faits très nets et limités, mais depuis on a retrouvé dans d'autres circonstances le même syndrome occasionné par des lésions siégeant sur l'oreille moyenne et même l'oreille externe, si bien que l'on a décrit sous le nom de Maladie de Ménière tous les vertiges auriculaires.

A l'exemple de la majorité des otologistes, *nous décrirons ici le type de la Maladie de Ménière*, tout en faisant remarquer qu'à part la brusquerie du début, le caractère apoplectiforme de l'affection due à l'hémorragie, on retrouve ce syndrome dans toutes les maladies du labyrinthe, anémie, hyperhémie, intoxication, labyrinthite aiguë suppurée.

Symptomatologie. — Gellé a magistralement décrit la *forme aiguë*, l'*accès* de vertige de Ménière.

Sans cause appréciable, au milieu de la plus parfaite santé, un individu entend une sorte de détonation ou de sifflement dans l'oreille. Des bourdonnements éclatent en même temps, des vertiges tels qu'il n'ose quitter le siège sur lequel il est assis, l'objet auquel il se cramponne. Tout tourne autour de lui. Quelquefois il tombe à terre sans pouvoir se relever; souvent il est pris de nausées et vomit. Le patient ne perd que rarement connaissance. Les oreilles sifflent, bourdonnent, une seule le plus souvent est prise : la crise passée, le malade s'aperçoit qu'il est sourd.

L'attaque dure quelques minutes ou peut se prolonger pendant plusieurs heures.

Les accès se répètent à intervalles plus ou moins rapprochés et le malade en sort de plus en plus sourd.

A côté de cette forme aiguë paroxystique, il y a des *formes continues* : le malade est constamment en état de vertige, au cours duquel il peut se produire des paroxysmes.

Il existe également des *formes atténuées.*

Le *vertige* est, peut-on dire, le symptôme prédominant, le sujet est entraîné du côté de l'oreille malade. Les objets qui l'environnent semblent se déplacer et le sol fuir sous ses pieds. Ce vertige a comme caractère de ne point disparaître dans la position couchée et d'augmenter lorsque le malade ferme les yeux. Le malade est atteint de troubles de l'équilibre ; il ne peut se tenir les pieds joints, ou sur un pied ; lorsqu'il marche il titube.

Les *bruits subjectifs* exagèrent l'état pénible dans lequel se trouve le patient.

La *surdité*, peu prononcée lors des premiers accès, ne tarde pas à devenir complète.

Les *vomissements* sont bilieux, surviennent spontanément sans effort.

A l'examen de l'oreille, on ne constate rien au tympan.

Rinne positif, perception cranienne amoindrie ou nulle.

La répétition des accès, les vomissements produisent un état d'anémie qui, joint à l'état psychique tout spécial dans lequel le malade se trouve, ne tarde point à le débiliter et à le déprimer profondément.

Diagnostic. — Le vertige auriculaire doit être diagnostiqué de toutes les autres variétés de vertiges : vertiges par lésions cérébrales du cervelet, vertiges stomacaux, du mal de Bright, neurasthéniques. Les caractères de ce vertige, les phénomènes auriculaires (surdité, bourdonnements) dont il s'accompagne le font distinguer des précédents.

Il convient aussi de faire le *diagnostic étiologique.* On devra passer en revue toutes les affections susceptibles de donner lieu au vertige labyrinthique (anémie, hyperhémie, intoxications, inflammation aiguë ou chronique du labyrinthe, labyrinthite suppurée au décours d'une suppuration de l'oreille) ; la brusquerie du début indique une hémorragie labyrinthique.

Enfin, il ne faut pas oublier que même un bouchon de cérumen ou épidermique, un corps étranger qui appuie sur la membrane du tympan et consécutivement sur la platine de l'étrier, l'ankylose des osselets, avec enfoncement de la platine de l'étrier, la raréfaction de l'air dans la caisse, en somme d'autres causes siégeant dans l'oreille moyenne et dans l'oreille externe, peuvent déterminer des vertiges qui cessent avec la suppression de la cause.

Pronostic. — Le pronostic est grave dans les formes sérieuses, empêchant tout travail, toute occupation.

Le vertige finit cependant par disparaître et par guérir spontanément au bout d'un temps plus ou moins long.

Traitement. — *1° Traitement de l'accès.* — En présence d'un malade en pleine crise de vertige de Ménière, il convient de le faire mettre au lit dans une chambre bien silencieuse et de le laisser étendu dans le décubitus qui donne le moins de vertiges. Les nausées seront calmées par la potion de Rivière, l'eau chloroformée. A l'intérieur, on donnera un dérivatif intestinal. Si l'on pense à de la congestion labyrinthique, on applique localement des sangsues sur l'apophyse mastoïde.

Après l'accès, le régime lacté et une alimentation légère sont recommandés.

2° Traitement en dehors des accès. — Diverses médications ont été proposées et employées avec plus ou moins de succès.

Les injections de *chlorhydrate de pilocarpine*, à la dose de 1 à 2 centigrammes par jour, seront faites à une époque rapprochée du début des accidents ; par la sudation, le ptyalisme et l'émission d'urine abondante qu'elle détermine, elle peut amener une disparition des exsudats intralabyrinthiques, mais son action est inconstante.

Le *sulfate de quinine*, préconisé par Charcot à la dose de $0^{gr},75$ à 2 grammes par jour, aurait donné des résultats, mais cette administration n'est point sans inconvénient à cause des bourdonnements qu'elle exaspère ; à l'exemple de Lermoyez, je leur préfère les doses très faibles et fractionnées à $0^{gr},05$ par jour, qui ont paru efficaces dans plusieurs cas. L'iodure à petite dose donne aussi de bons résultats : $0^{gr},80$ à 1 gramme par jour.

Babinsky, espérant que la *ponction lombaire* avec évacuation d'une certaine quantité de liquide céphalo-rachidien (15 centimètres cubes à deux ou trois reprises, à cinq ou six jours d'intervalle) pourrait modifier la pression intralabyrinthique, a appliqué ce traitement à tous les vertiges auriculaires d'origine labyrinthique. Nous-même l'avons employé systématiquement chez 12 malades. Dans 4 cas, nous avons vu les vertiges disparaître, dans 5 cas il y a eu amélioration notoire, dans 1 cas aggravation, dans 2 autres

résultats nuls. Nous avons obtenu dans plusieurs cas de
remarquables succès par l'usage du sérum de Trunecek.

A côté de ces traitements qui visent la lésion locale,
il convient également d'instituer *un traitement général*
hygiénique sévère qui, dans un certain nombre de cas,
nous a paru prophylactique ; le malade doit éviter le bruit,
les endroits mouvementés, les efforts, les exercices violents.

3° Traitement étiologique. — Si l'on soupçonne une
hémorragie labyrinthique, l'émission sanguine par les sangsues, les saignées, sera tout à fait indiquée.

On luttera contre tout ce qui peut augmenter la pression
sanguine dans l'oreille interne : affections cardiaques,
artériosclérose, goutte. S'il y a de la syphilis, on insti-
tuera le traitement antisyphilitique.

Ce qu'il ne faut pas faire. — C'est d'essayer un traitement local (insufflations, massage, bougirage) inutile,
ou même capable de donner aux *crises* une nouvelle
recrudescence.

Névroses de l'oreille.

NÉVRALGIES DE L'OREILLE. — Elles ont pour
siège les branches du trijumeau, du glosso-pharyngien qui
vont innerver l'oreille.

Elles peuvent se manifester de différentes façons. Ou sous
forme de douleurs très vives : *otalgies* qui ont comme origine la plupart du temps une *lésion de voisinage* dans la
bouche (carie dentaire, ulcération, lésion de l'amygdale, de
la base de la langue), dans le larynx (tuberculose laryngée).
D'autres fois il s'agit de lésions *auriculaires* insignifiantes
qui se traduisent par des douleurs d'oreilles exagérées,
marquées principalement du côté de la mastoïde, se caracté-
risant par des douleurs très vives : on constate souvent
des bourdonnements et de l'hyperacousie.

Le diagnostic sera fait très facilement par l'examen
des dents et la constatation de l'intégrité des différentes

parties de l'oreille. Il faudra au plus tôt extraire la dent cause de tout le mal et recourir aux médications calmantes : valérianates, bromures, aconit, pyramidon.

HYSTÉRIE DE L'OREILLE. — L'hystérie peut être localisée à l'oreille et simuler une affection organique.

1º **Mastoïdite hystérique.** — C'est ainsi qu'à propos d'une otite même légère on peut voir survenir dans la mastoïde des algies, *algies mastoïdiennes*, qui prennent le masque trompeur de la mastoïdite et qui ont amené parfois le chirurgien à opérer. La mastoïde est douloureuse spontanément et à la pression ; il existe des irradiations douloureuses, de la céphalée.

On comprend que de pareils cas aient pu amener la trépanation de la mastoïde. Pour éviter pareille erreur, l'examen local sera fait systématiquement et l'on recherchera les stigmates hystériques. Les douleurs sont plus vives et plus superficielles dans l'hystérie, mais on tiendra compte de ce fait que la mastoïdite vraie peut se développer chez un hystérique.

2º **Surdité hystérique.** — Débutant brusquement à l'occasion d'une émotion, d'un traumatisme, elle est d'emblée complète. Surdité avec Rinne positif, Weber non latéralisé. D'autre part l'examen local révèle une intégrité absolue ou presque de l'oreille. Cette surdité est *variable* aux différentes périodes où on l'observe et il coexiste des stigmates caractéristiques qui font faire le diagnostic.

Le traitement sera surtout *suggestif* à l'état de veille ou pendant le sommeil. Les applications d'aimants, d'électrodes agiront surtout par suggestion et c'est sans doute de cette façon que l'on a obtenu des résultats dans des cas de surdité hystérique.

Surdimutité.

Si un enfant n'entend pas dans les premiers mois de la

vie, que cette surdité soit congénitale ou acquise, il ne peut apprendre à parler, bien que son organe vocal soit absolument normal; il est *sourd-muet.*

Étiologie. — La surdimutité est plus fréquente dans les pays montagneux (Alpes, Pyrénées, Cévennes) que dans les pays de plaine. Le sexe masculin lui fournit son plus fort tribut.

Il y a lieu de distinguer deux variétés dans la surdimutité. Elle peut être *acquise* ou *congénitale.* Il est assez difficile du reste de savoir dans quelle proportion se présentent les unes et les autres; l'origine congénitale semblerait l'emporter (Castex).

Congénitale, l'hérédité et surtout la consanguinité des parents en sont une grande cause (10 p. 100). Il en est de même de la syphilis chez les parents: hérédo-syphilis (Hutchinson).

Acquise, elle a pour cause tout ce qui, chez l'enfant, peut entraîner la surdité: les otites doubles, les méningites cérébro-spinales, les fièvres infectieuses, par les otites qu'elles déterminent, les traumatismes sur la tête. Elle est plus rare chez les adénoïdiens, les lésions du cavum ne donnant que la surdité incomplète et plus tardive.

Anatomie pathologique. — Les lésions qu'on observe sont également variables, suivant que l'on a affaire à la variété congénitale ou acquise.

Dans les surdimutités congénitales, on remarque surtout de l'atrophie et de l'insuffisance de développement de l'organe auditif, du labyrinthe, du nerf optique, et même du lobe temporal, au niveau de la circonvolution de Broca et de la circonvolution temporale supérieure (zone auditive).

Les lésions de l'oreille moyenne sont surtout marquées dans la *surdimutité acquise.* Mais ce ne sont point elles qui donnent la véritable surdité. Elles s'accompagnent toujours de lésions de l'oreille interne intéressant le labyrinthe, occlusion des fenêtres ovales et rondes, nécrose du labyrinthe, atrophie des nerfs optiques.

Symptomatologie. — La *surdité* est rarement tout à fait complète; il existe la plupart du temps des *vestiges d'audition* pour certains bruits ou certains sons.

Les parents sont les premiers à s'apercevoir que leur enfant n'entend pas et qu'il lui est par conséquent impossible d'apprendre à parler, et cependant son intelligence est intacte, il a l'air éveillé, son regard présente une mobilité toute spéciale.

Chez les sourds-muets la toux est rauque et gutturale ; elle a un timbre particulier. Ils n'articulent aucun mot et ils poussent seulement de petits cris.

Le diapason vertex ou mastoïdien n'est pas perçu. A l'examen du conduit et de la caisse du tympan, il n'y a aucune altération, sauf dans les cas de surdi-mutité acquise due à une double suppuration de la caisse, à une atrésie du conduit, etc.

Diagnostic. — Le diagnostic, chez le tout jeune sujet principalement, est parfois difficile. De ce que l'enfant a l'air éveillé, sourit à ce qu'on lui dit, aux gestes qu'on fait devant lui, il ne s'ensuit pas qu'il entende.

On recherchera la surdité en déterminant des sons (sifflet, parole à haute voix), derrière l'enfant, en évitant son regard.

Il faut aussi établir s'il s'agit de véritables sourds-muets ou d'enfants en retard ou arriérés que l'éducation pourra corriger.

Ces diagnostics sont d'autant plus difficiles que l'examen du conduit et du tympan ne donne absolument rien.

Il est toujours assez malaisé de déterminer si la surdi-mutité est congénitale ou acquise. Il convient de passer en revue les conditions étiologiques, de s'enquérir si l'enfant a jamais entendu, de faire un examen local pour voir s'il y a des traces d'otites antérieures, etc.

Traitement. — Le traitement sera à la fois pédagogique et prophylactique.

1º **Traitement pédagogique**. — Il a pour but de faire parler le sourd et de transformer le sourd-muet en sourd parlant.

Pour y parvenir, différentes méthodes ont été instituées et à l'ancienne méthode *des signes* de l'abbé de l'Épée, qui ne peuvent être perçus que par les sourds-muets entre eux et par les initiés, on a substitué aujourd'hui la *méthode orale* par laquelle on apprend aux sourds à articuler le mot en s'aidant de la vue des objets, du toucher, de la lecture sur les lèvres et même de la palpation du larynx du professeur enseignant.

Il va sans dire que s'il y a des lésions de la caisse, atrésie du conduit, etc., on devra s'adresser à ces dernières et régulariser ce qui est anormal pour essayer de donner à l'oreille une meilleure acuité.

2º **Traitement prophylactique**. — Il consistera à prévenir la surdité chez les tout jeunes enfants. On traitera au plus vite les otites doubles, on enlèvera dans le cavum tout ce qui peut être cause de surdité (amygdales, adénoïdes).

MALADIES OU AFFECTIONS
POUVANT ATTEINDRE A LA FOIS L'OREILLE EXTERNE, MOYENNE ET INTERNE

Tumeurs de l'oreille.

Les tumeurs de l'oreille se divisent naturellement en tumeurs bénignes et en tumeurs malignes ; elles peuvent atteindre soit le système de l'oreille externe (pavillon, conduit), soit l'oreille moyenne.

TUMEURS BÉNIGNES. — Les tumeurs bénignes peuvent être des *fibromes*, qui siègent principalement au niveau du lobule de l'oreille et, de ces tumeurs, on peut rapprocher les *kéloïdes*, sortes d'excroissances cicatricielles qui poussent au niveau de la perforation pratiquée pour passer les boucles d'oreilles.

Les fibromes arrondis et lisses s'extirpent et guérissent facilement ; les kéloïdes récidivent au contraire avec la plus grande facilité, on n'en vient difficilement à bout que par l'électrolyse et les scarifications.

Les *angiomes*, véritables tumeurs érectiles, se développent principalement sur le pavillon d'où elles vont pénétrer dans le conduit auditif. Elles se présentent tantôt sous forme de taches punctiformes plus ou moins disséminées, d'autres fois au contraire sous forme de larges taches de couleur vineuse, rouge ou violacée.

Les petits angiomes seront traités par des pointes de galvanocautère, mais, lorsqu'ils sont volumineux, ils seront justiciables de l'électrolyse, qui ne laisse point de cicatrices. Le pôle positif constitué par deux à six aiguilles est enfoncé dans la tumeur, tandis que le pôle négatif constitué par un large électrode est appliqué au niveau du cou. On utilise un courant de 20 à 25 milliampères et plusieurs séances sont nécessaires, suivant le volume de l'angiome.

Signalons encore, parmi les autres tumeurs bénignes, les *kystes sébacés*, qui présentent une consistance molle et une mobilité spéciale de la peau qui les recouvre. Ils siègent sur la face antérieure et la face postérieure du pavillon ; les *kystes dermoïdes*, les *chondromes*, etc.

TUMEURS MALIGNES. — Les tumeurs malignes peuvent être localisées soit à l'oreille externe, soit à l'oreille moyenne.

Tumeurs malignes de l'oreille externe. — Elles sont rares ; ce sont des néoplasmes circonscrits ou diffus.

La plupart du temps, ce sont des épithéliomas, ressemblant à tous les épithéliomas de la peau, greffés sur des irritations locales, des lésions d'eczéma, etc.

Ils évoluent comme les épithéliomas cornés avec une très grande lenteur, pouvant durer quatre, cinq et six ans.

Le traitement de ces tumeurs malignes est l'ablation, ou, si celle-ci était refusée, les applications locales d'acide arsénieux et, plus récemment, les rayons de Röntgen.

Tumeurs malignes de l'oreille moyenne. — Les tumeurs malignes de l'oreille moyenne ou bien sont consécutives à des néoplasmes de l'oreille externe qui ont envahi la caisse secondairement ou bien se développent primitivement dans celle-ci ; ce sont quelquefois des carcinomes, mais plus souvent des épithéliomas.

Les épithéliomas de la caisse se greffent sur les otites moyennes suppurées anciennes, et, pendant une longue période elles se manifestent par des symptômes de suppuration banale, écoulement, douleurs, etc... Mais si l'on examine plus attentivement le fond de la caisse, on est frappé par un aspect tout particulier des bourgeons qui saignent très facilement et qui présentent un aspect granuleux, fongueux, se reproduisant avec grande rapidité dès qu'on les enlève.

Ces bourgeons ne tardent point à envahir l'oreille moyenne, l'oreille externe et la mastoïde ; si l'on opère, on est frappé par la grande extension de ces tissus bourgeonnants. A une période avancée, il existe des ganglions en avant de l'oreille et derrière le maxillaire.

L'évolution est très longue et peut durer parfois une ou deux années.

Le diagnostic est, comme on le voit, facile d'après les caractères que nous venons d'énumérer et, en tout cas, l'examen histologique tranche tous les doutes.

Le *traitement chirurgical curatif*, même par une intervention très large, quelque précoce qu'ait été le diagnostic, sera toujours impuissant à enrayer la marche de l'épithélioma.

Il ne pourra être la plupart du temps que *palliatif*; on enlève les bourgeons qui occasionnent de la douleur par rétention, on diminue la fétidité des écoulements par des irrigations avec des liquides antiseptiques, de l'eau oxygénée, etc... On empêche les hémorragies par des tamponnements, des bains d'eau oxygénée, etc... Enfin, on obtient un véritable soulagement des phénomènes douloureux en curetant le conduit de la caisse et parfois en évidant la mastoïde.

Syphilis de l'oreille.

On peut observer dans l'oreille et nous décrirons successivement : la syphilis acquise et la syphilis héréditaire.

1° *SYPHILIS ACQUISE.* — I. La syphilis peut atteindre l'oreille à toutes ses périodes. La *manifestation primaire*, constituée par le *chancre*, peut atteindre le pavillon, fait plutôt rare et dont la description est banale ; mais il est une variété de chancre qui intéresse l'auriste, c'est celui qui se développe sur le *bourrelet tubaire*, à l'orifice de la trompe d'Eustache. Cet accident a été à juste raison imputé à l'usage de cathéters insuffisamment désinfectés.

Le chancre tubaire, on le conçoit, passe très facilement inaperçu ; l'attention sera attirée sur son existence par des phénomènes d'adénopathie unilatérale et des symptômes locaux, bourdonnements, surdité, bruits subjectifs.

II. Des *accidents secondaires* (macules, tubercules, etc.) peuvent se localiser au pavillon et au conduit ; ils n'offrent rien de bien particulier.

Mais à la période secondaire, la syphilis atteint parfois l'oreille moyenne et elle peut amener en particulier des *suppurations de l'oreille*. Celles-ci offrent comme caractères de résister au traitement ordinaire de l'otite suppurée et de s'améliorer rapidement sous l'influence du seul traitement spécifique.

III. Les *accidents tertiaires* de la syphilis auriculaire méritent de nous arrêter quelques instants, ils présentent en effet une tournure et une gravité toutes spéciales.

1º Les lésions tertiaires peuvent atteindre le pavillon sous forme de *gommes* que l'on observe aussi dans le conduit ; mais ce que l'on y constate le plus souvent, ce sont les *exostoses*. Les exostoses du conduit coïncident ou non avec celles des autres parties du corps.

Ces différentes lésions, exostoses et gommes, peuvent envahir parfois l'oreille moyenne.

2º La syphilis est une cause fréquente d'altérations de *l'oreille interne*. Celles-ci sont des lésions de sclérose labyrinthique, des lésions du nerf auditif, d'hyperostose localisées au niveau des fenêtres labyrinthiques.

Au point de vue de la symptomatologie, on peut distinguer dans la forme labyrinthique, deux marches bien différentes des accidents : ou bien un début rapide, qui est pour ainsi dire la règle, ou bien une marche lente qui est beaucoup plus rare.

La plupart du temps, le malade est atteint de surdité brusque ; il est pris subitement de vertiges, de vomissements et de bourdonnements, il présente en un mot un vertige de Ménière type. La perception osseuse est nulle, le conduit et la caisse sont intacts.

L'affection est la plupart du temps bilatérale, atteignant successivement les deux oreilles.

Le diagnostic en est toujours très facile, il n'y a que la syphilis qui donne une surdité aussi brusque et aussi complète avec abolition de la perception osseuse. En cas de suppuration de l'oreille chez un syphilitique, il convient de toujours penser à cette relation qui existe entre l'affection locale et la maladie générale.

Traitement. — Le traitement du chancre est ici le même que partout ailleurs.

Les suppurations de l'oreille à la période secondaire et les gommes sont améliorées très rapidement par le traitement spécifique. Celui-ci doit être surtout constitué par l'iodure de potassium, à la dose de 2 à 5 grammes par jour, associé aux piqûres d'huile grise ; le traitement mixte sera toujours institué, car il est démontré aujourd'hui qu'il agit beaucoup plus rapidement et plus efficacement dans les formes graves. Le traitement est impuissant contre les phénomènes labyrinthiques.

2º *SYPHILIS HÉRÉDITAIRE.* — Dans ses accidents *précoces*, la syphilis héréditaire attaque surtout l'oreille externe et l'oreille moyenne.

Au contraire, la syphilis héréditaire *tardive* atteint volontiers l'oreille interne. On constate du reste les mêmes lésions et les mêmes manifestations que dans la syphilis acquise, c'est-à-dire que l'on observe fréquemment des suppurations de l'oreille, des lésions labyrinthiques avec surdité complète, vertiges, bourdonnements, etc... On sait qu'elle fait partie de la *triade d'Hutchinson :* (surdité, malformations dentaires, manifestations oculaires.)

En même temps que l'on constate ces lésions du côté de l'oreille, on recherche les différents stigmates de la syphilis pour établir le diagnostic.

Le pronostic est grave, car la surdité qui en résulte est presque toujours incurable.

Traitement. — L'otite moyenne suppurée des nourrissons est justiciable du traitement mixte, mais contre la surdité labyrinthique, le traitement spécifique est impuissant ; tout au plus, peut-on prévenir son apparition par l'administration à l'intérieur de quelques gouttes de liqueur de Van Swieten, dans du lait ou de l'eau sucrée (10 à 30 gouttes suivant l'âge de l'enfant).

Tuberculose de l'oreille.

L'otite moyenne suppurée tuberculeuse constitue *un véritable abcès froid* de la caisse.

Elle apparaît chez des phtisiques à une période avancée, évolue sans réactions locales, sans douleurs, sans fièvre, amène, très rapidement des lésions étendues et offre comme caractère de résister au traitement ordinaire des suppurations de l'oreille. Les lésions d'ostéite et d'ostéomyélite destructive de l'oreille et du rocher sont en effet souvent très étendues dans l'otite tuberculeuse.

Il importe de distinguer l'otite tuberculeuse de l'otite aiguë simple développée chez un tuberculeux (Voy. plus haut, p. 123). Le diagnostic, difficile, est confirmé par l'examen bactériologique.

Traitement. — Il ne pourra être que *palliatif*, parce qu'on s'adresse la plupart du temps à un tuberculeux avancé. Il consistera en désinfection de l'oreille, ablation des polypes qui s'opposent à l'écoulement, etc...

Le traitement *curatif* chirurgical ne doit être institué que si l'on a affaire à un tuberculeux au début, susceptible de guérir. On enlèvera le plus largement possible le foyer auriculaire et mastoïdien. Mais malgré un curettage des plus soigneux, des points d'ostéite nouveaux apparaîtront souvent après la première opération, nécessitant de nouvelles interventions.

Traumatismes de la caisse et du labyrinthe.

Les traumatismes de la caisse sont rarement limités à celle-ci et, outre les lésions de la membrane du tympan et du conduit que nous avons étudiées précédemment (Voy. p. 104), ils atteignent la plupart du temps le labyrinthe.

Ce sont ou des *plaies* par des instruments piquants (aiguille), par balles de revolver, ou dans les tentatives maladroites d'extraction de corps étrangers, dans les opérations sur la caisse avec la curette quand il y a carie du promontoire. Il peut y avoir non seulement traumatisme de la caisse avec disjonction des osselets, hémorragie et ultérieurement développement de l'otite suppurée, mais aussi lésions du labyrinthe au niveau du promontoire, canal semi-circulaire externe.

Les *fractures du rocher* intéressent souvent l'oreille moyenne et l'oreille interne, elles déterminent dans celle-ci une hémorragie avec apparition immédiate du syndrome labyrinthique (surdité, vertige, bourdonnement). L'hémorragie en s'extériorisant s'écoule par le conduit, plus ou moins abondante, constituant un bon signe de fracture du rocher. Enfin un traumatisme peut déterminer, sans qu'il y ait fracture, un *ébranlement de l'organe de Corti* avec surdité irrémédiable, vertiges (coup de feu tiré près de l'oreille).

Le traitement se bornera à l'antisepsie de la caisse et du conduit, repos au lit, application de sangsues.

V. — OPÉRATIONS QUI SE PRATIQUENT SUR LA MASTOÏDE ET SUR L'OREILLE

1° OPÉRATIONS SUR LA MASTOÏDE

Ces opérations sont de deux genres : ou bien, il s'agit d'une affect'on nettement aiguë, d'une *mastoïdite aiguë*, sans lésions profondes de la caisse, alors, l'opération doit porter uniquement sur la mastoïde, mais doit avoir pour but l'évidement complet de cet os, en respectant le plus possible l'oreille moyenne, c'est la **trépanation mastoïdienne**. C'est un véritable moyen de drainage et de suppression du foyer purulent.

D'autres fois, au contraire, il s'agit d'une intervention faite au cours d'une otorrhée chronique, soit pour parer à des accidents aigus de réchauffement du côté de la mastoïde, soit pour arriver à une cure radicale de l'otorrhée. C'est ce que l'on appelle l'*évidement pétro-mastoïdien* ou *cure radicale de l'otorrhée chronique*.

Trépanation mastoïdienne.

La trépanation mastoïdienne doit avoir pour but l'ouverture de la mastoïde et l'ouverture, non seulement de l'antre, mais de toutes les cellules avoisinantes. Il s'agit d'*un véritable évidement de l'os depuis sa base jusqu'à sa pointe, n'oubliant aucune des cellules* qui y sont comprises. On est loin, comme on le voit, de la conception chirurgicale, malheureusement encore trop répandue, se bornant à la simple trépanation de l'antre.

Instruments. — Préparez dans un plateau : bistouri, pinces, écarteurs, ciseaux, et adjoignez-y un maillet en bois, un jeu de gouges, des écarteurs, des curettes, un protecteur de Stacke, des pinces-gouges, un crochet, et l'instrumentation sera tout à fait suffisante (fig. 68 à 70).

Incision. — Le malade est placé dans la position cou-

Fig. 68. — Protecteur de Stacke.

chée (fig. 72), le pourtour de l'oreille ayant été au préalable rasé. La région étant soigneusement désinfectée et le malade chloroformé, on se met en devoir d'opérer.

Fig. 69. — Gouge de Stacke.

1° Incision des téguments. — Dans *un premier temps*, on fait l'incision des téguments. Celle-ci se pratique dans le sillon rétro-auriculaire, commençant en haut, un peu au-

Fig. 70. — Écarteur à griffes pour trépanation mastoïdienne.

dessus du niveau de l'insertion supérieure du pavillon, et on la conduit en bas jusqu'à la pointe de la mastoïde. Elle présente donc une courbure concave en avant ; on incise franchement la peau et le tissu sous-cutané jusqu'à l'os. On décolle rapidement à la rugine les téguments, le pavil-

lon est refoulé en avant, on le charge sur un écarteur, on
pince alors les vaisseaux qui saignent.

2º **Où doit-on trépaner l'os?** — Chez l'enfant l'antre est
situé immédiatement au-dessus un peu en arrière du
conduit; chez l'adulte il est immédiatement en arrière
du conduit auditif (fig. 71).

A la gouge et au maillet, on enlève tout d'abord *un carré*

Fig. 71. — Schéma montrant la situation de l'antre, variable avec l'âge.

d'attaque qui doit correspondre en profondeur à l'antre.

Superficiellement, il existe plusieurs points de repère pour
la délimitation de ce carré et la trépanation (fig. 73).

La limite supérieure est constituée par ce que l'on
appelle la *Linea temporalis*, au niveau du bord supérieur du conduit auditif. La limite inférieure est une
ligne parallèle de la *linea temporalis*, située à un centimètre
au-dessous. La limite interne confine au bord du conduit
osseux, tout contre l'épine de Henle.

Chez l'enfant, la *tache spongieuse* au-dessus et en arrière du conduit indique la situation précise du carré d'attaque.

Fig. 72. — Opération de la trépanation mastoïdienne.
Disposition du malade et des aides.

Les coups de gouge seront dirigés perpendiculairement à la surface de l'apophyse lorsque l'on délimite les côtés supérieur et inférieur du carré, mais les côtés antérieur et postérieur seront déterminés par des coups dirigés très

Fig. 73. — Lignes de repère pour l'ouverture de l'antre en arrière
de l'épine de Henle.

obliquement vers le conduit auditif. Une anomalie est en

Fig. 74: — Trajet du nerf facial avec la topographie de l'antre,
du sinus latéral et de la fosse cérébrale moyenne (d'après Castex).

effet toujours possible dans la situation du sinus latéral
qui quelquefois effleure la surface de l'os et que l'on

ouvrirait infailliblement par un coup de gouge en profondeur. On doit continuer à creuser en dirigeant toujours les coups de gouge de la même façon jusqu'à ce que l'on arrive à l'*antre*.

Cette cavité est reconnaissable à ce qu'un stylet courbe,

Fig. 75. — Pansement après une opération sur l'oreille.

introduit à son intérieur, se dirige facilement par l'aditus vers l'intérieur de la caisse. C'est là ce qui fait reconnaître inévitablement l'antre et qui empêche de confondre cette cavité avec une simple cellule mastoïdienne.

3º **Ouverture des autres cellules de la mastoïde.** —

L'antre étant ouvert et trépané, il faut se mettre en devoir d'ouvrir les autres cellules de la mastoïde; faire sauter toute la corticale de cet os jusqu'à la pointe, réséquer l'os en arrière, très loin jusqu'à ce que l'on aperçoive une zone blanche, plus épaisse, qui nous avertit que le sinus est proche. On doit remonter très haut, jusqu'au voisinage de la dure-mère, ne négligeant aucune des cellules de l'étage supérieur.

Une excellente technique pour ne rien oublier consiste à réséquer la pointe en sa presque totalité, à découvrir le sinus sur un centimètre et à mettre à nu également la dure-mère à la partie inférieure. On fait ainsi une opération aussi parfaite que possible, le malade est bien moins exposé aux retouches opératoires et la guérison sera beaucoup plus rapide.

4° **Pansement.** — L'opération une fois terminée, on panse la plaie avec une **mèche de gaze iodoformée** ou aseptique très peu serrée. Le premier pansement est laissé en place, cinq, six ou même sept jours suivant la température, les autres sont renouvelés tous les deux jours et la guérison survient dans un laps de temps qui varie de quatre à six semaines.

TRÉPANATION DANS LES FORMES SPÉCIALES DE MASTOIDITE AIGUE. — Certaines formes nécessitent des modifications opératoires. C'est ainsi que, dans la **mastoïdite de Bezold,** on apportera tous ses soins à la résection et à l'évidement de la pointe mastoïdienne.

S'il *existe un abcès du cou,* si celui-ci est de petit volume, il convient de prolonger un peu l'incision cutanée et d'y placer un simple drain. Mais si l'abcès du cou est volumineux, l'incision sera prolongée très bas ou même, quelquefois, il est nécessaire de faire une contre-incision pour établir une évacuation.

Dans les formes à cellules aberrantes, il faut poursuivre

les cellules quelquefois très loin jusque dans le temporal et dans l'occipital.

Enfin, *dans les formes ostéo-myélitiques*, on doit réséquer avec la pince-gouge tout l'os malade jusqu'à ce que l'on arrive sur le diploé normal.

Ce qu'il ne faut pas faire. — C'est d'abord, au point de vue des indications opératoires, se fier uniquement à cette notion encore trop répandue : que les lésions mastoïdiennes **se traduisent par des signes externes évidents**, gonflement, rougeur, alors qu'il peut très bien exister des **formes profondes ou de la pointe qui ne donnent lieu à aucun signe externe.** Il faut baser l'acte opératoire sur les autres signes que nous avons énoncés plus haut.

Les lésions mastoïdiennes sont toujours beaucoup plus étendues qu'on ne le suppose. Méfiez-vous des **opérations parcimonieuses.** N'oubliez pas quelque cellule aberrante, et nous avons toujours présent à la mémoire un cas malheureux où une méningite purulente est arrivée chez un malade trois semaines après l'opération, par l'oubli d'une cellule purulente, très petite, sous la dure-mère.

Trois organes principaux sont à redouter (fig. 74) dans la trépanation mastoïdienne ; c'est : le *facial* qui traverse dans la mastoïde le massif osseux du facial, mais en réalité qu'on lèse difficilement dans la trépanation simple.

C'est le *sinus* dont l'ouverture peut être faite par un coup de gouge maladroit, mais que l'on évite en dirigeant l'instrument vers le conduit, parallèlement pour ainsi dire à la surface de l'os.

Si la mise à nu de la **dure-mère** ne comporte aucune espèce de gravité, il n'en est pas de même de son ouverture ni de sa déchirure qui sera rapidement suivie de complications et souvent de méningite foudroyante.

Quelquefois, croyant trépaner l'antre, on ouvre une cellule superficielle, mais avec un peu d'expérience, il est difficile en réalité de la confondre avec l'antre, puisqu'elle ne communique pas avec la caisse. Cette faute opératoire tient à ce que la plupart du temps on a trépané trop bas et en arrière.

Le pansement ne doit pas être trop tassé dans la cavité mastoïdienne, ceci est contraire aux lois du drainage.

Évidement pétro-mastoïdien.

L'évidement pétro-mastoïdien qui vise la cure de la mastoïdite chronique ou de l'otorrhée chronique comporte deux

Fig. 76. — Marteau en bois de gaïac pour la trépanation.

temps : dans un premier, on effectue la trépanation mastoïdienne simple ; dans un second, on adjoint une inter-

Fig. 77. — Curette de Châtellier.

vention sur l'oreille proprement dite qui a pour but la transformation de l'oreille moyenne avec ses recessus (attique et région du facial) en une cavité à parois lisses, sans diverticules, largement ouverte.

Le schéma opératoire est donc le suivant :

1º Ouvrir l'antre et ses cellules ;

2º Transformer le tunnel de l'aditus en une tranchée ouverte en dehors ;

3º Ouvrir l'attique en détruisant le mur de la logette ;

4º Supprimer le plus possible du massif osseux du facial, pour faire communiquer largement l'antre avec la caisse.

Tandis que dans la mastoïdite aiguë, on s'attachait par

Fig. 78. — Pince-gouge.

les pansements à faire combler la plaie opératoire, ici, au contraire, on s'efforce de la maintenir béante et la guérison se fait par épidermisation de toute la cavité évidée.

Le malade guéri n'a plus d'oreille moyenne et les ondes

Fig. 79. — Curette à manche fenêtré.

sonores arrivent directement à l'oreille interne par la fenêtre ovale et la fenêtre ronde.

TECHNIQUE. — L'opération se fait en plusieurs temps :

1º Le premier consiste, de même que dans la trépanation, en la recherche de l'antre ; mais comme on fera communiquer l'antre et la caisse, que, d'autre part, la cavité antrale est souvent très petite, il convient de donner les premiers coups de gouge au niveau du bord postéro-supérieur du conduit, on enlève l'épine de Henle en se dirigeant vers l'oreille.

2° L'antre étant ouvert, on le curette et l'agrandit le plus possible en haut et en arrière, puis on passe au *second temps*, qui consiste à faire sauter à la gouge et au maillet la paroi externe de l'aditus et à transformer ce canal en une véritable tranchée.

Le protecteur de Stacke est introduit par l'antre vers le conduit, pour empêcher au moment de la résection les lésions dans la partie profonde du canal semi-circulaire et du nerf facial.

3° Dans un troisième temps, on pratique le curettage de la caisse et l'ablation des osselets.

4° Enfin, on résèque le mur de la logette à la gouge et

Fig. 80. — Évidement opératoire terminé avec la cavité en bissac.
F, nerf facial.

au maillet, en protégeant encore le fond de la caisse à l'aide du protecteur de Stacke.

L'opération osseuse est ainsi terminée.

5° Alors, suivant la technique employée, ou bien on laisse la plaie largement ouverte et après avoir fendu et réséqué le conduit pour qu'il ne gêne pas ultérieurement les pansements, on pratique tous ceux-ci par la brèche mastoïdienne ; ou bien, suivant d'autres procédés très employés (fig. 81 et 82) (Sibenmann), on suture immédiatement la plaie postérieure et l'on fait tous les pansements par le conduit après agrandissement notoire de celui-ci.

Les pansements consécutifs dans cette intervention ont pour but l'épidermisation de toute la cavité et cette épi-

Fig. 81. — Résultat de l'évidement pétro-mastoïdien (vue du pavillon) par la méthode de Siebenmann.

dermisation est obtenue par des pansements renouvelés fréquemment qui tamponnent la cavité en maintenant le plus possible la forme opératoire.

Certains auteurs (Laurens, Heimann) laissent combler cette cavité et pansent simplement avec de l'acide borique. Sans doute, dans ces cas, la surveillance au point de vue récidives est moins facile, mais il n'y a aucun danger à cela si l'on a fait une opération complète.

Quel que soit le procédé que l'on emploie, la guérison opératoire de l'otorrhée est quasi-certaine, lorsqu'il n'existe point de lésion du labyrinthe ; c'est une des plus belles conquêtes de notre spécialité, car elle guérit à coup sûr une des affections les plus pénibles et les plus dangereuses : « l'otorrhée chronique ».

Mais il faut que malade et médecin soient prévenus que tous deux devront s'armer de patience et que souvent, il

Fig. 82.—Évidement pétro-mastoïdien (vue de la cicatrice postérieure).

faudra compter des mois de pansements avec parfois des retouches opératoires pour obtenir la guérison complète.

2° OPÉRATIONS SUR LA CAISSE. — CURETTAGE DE LA CAISSE ET ABLATION DES OSSELETS.

Cette intervention a pour but d'enlever les osselets (marteau et enclume), de prat quer un curettage très soigneux de la caisse dans tous ses recessus et d'essayer

d'obtenir ainsi, par une opération très limitée, une guérison de l'otorrhée.

Technique opératoire. — Elle peut se pratiquer :
ou bien par le conduit, méthode généralement employée,
ou bien par voie rétro-auriculaire.

1° **Opération par le conduit.** — Dans l'opération par le
conduit, on se sert de petits instruments : crochets, bis-

Fig. 83. — Schéma de l'ablation des osselets. Caisse du tympan
gauche, vue d'en haut et en avant (Bruhl-Politzer-Laurens).

a, conduit ; *b*, recessus épitympanique ; *c*, recessus hypotympanique ;
d, promontoire ; *e*, étrier dans la fenêtre ovale ; *f*, tendon du muscle du
marteau ; *g*, marteau ; *h*, enclume.
1, section du tendon du muscle du marteau avec le bistouri annu-
laire de Delstanche ; 2, section de l'articulation de l'enclume et de
l'étrier.

touris, pinces de Sexton, crochets de Ludwig, petites
curettes à courbure appropriée (fig. 85 et 86).

L'opération peut se faire sous anesthésie générale ou
mieux sous cocaïne locale, après infection de cocaïne à
1/100 dans la peau du conduit et après avoir laissé agir
dans l'oreille quelques gouttes de solution à 1/10 pendant quelques minutes.

On commence par faire une incision circulaire du

tympan, avec le petit bistouri spécial parallèlement au
cadre tympanal et tout près de lui. Puis on enfile dans
l'anneau de Delstanche le manche du marteau, jusqu'à ce
que l'on arrive au bord supérieur du cadre, puis on tire
légèrement à soi ; cette manœuvre mobilise l'osselet qui
tombe dans le conduit. On l'enlève avec la pince de Sexton. S'il y a ankylose du marteau et de l'étrier, ces deux

Fig. 84. — Schéma de l'ablation des osselets (Bruhl, Politzer, Laurens).
   Le marteau est retiré du conduit auditif avec la pince de Sexton;
4, on fait basculer l'enclume en bas avec le crochet de Ludwig;
5, décollement de la branche de l'étrier de la paroi inférieure du *pelvis
ovalis* avec le synéchotome de Politzer.

osselets sont extraits simultanément. Mais, le plus souvent, on recherche l'enclume dans la logette des osselets
à l'aide du crochet de Ludwig que l'on fait agir par un
mouvement de rotation en arrière du cadre, jusqu'à ce
qu'il ramène l'enclume vers le bord et dans le conduit.
   Les osselets une fois enlevés, on fait un curettage
de la caisse à l'aide d'une petite curette coudée, principalement au niveau de l'attique et du recessus hypo-
tympanique.

L'opération est alors terminée, on panse le conduit à

Fig. 85. — Crochets de Ludwig.

l'aide de petites mèches imbibées d'eau oxygénée intro-

Fig. 86. — Curettes de Ludwig.

duites jusque dans la caisse. On sèche la caisse et on

Fig. 87. — Pince articulée de Sexton.

laisse à demeure de fines lanières de gaze iodoformée,

Fig. 88. — Anneau tranchant de Mahu.

que l'on change deux ou trois jours après l'opération.

Les pansements sont continués régulièrement de façon à faire épidermiser le fond de la caisse.

2° **Opération par la voie rétro-auriculaire.** — Elle constitue un mode opératoire particulier d'extraction des osselets et ne doit être employée que lorsque l'opération par les voies naturelles n'est pas possible, par exemple, en cas d'atrésie du conduit par une exostose ou par une disposition congénitale.

Elle consiste à décoller le conduit membraneux et à pénétrer dans la caisse par la région postérieure de l'oreille ; elle est d'exécution facile et les osselets sont enlevés très aisément par cette voie.

Indications et contre-indications. — On ne devra donc entreprendre cette intervention qu'après avoir essayé pendant plusieurs semaines le traitement conservateur.

L'ab'ation des osselets sera *inutile*, lorsque l'on constate des lésions de carie pariétale étendue ; elle est également contre-indiquée lorsque l'ouïe est bonne, ce qui arrive parfois dans les petites perforations du tympan, le curage de la caisse diminuant presque toujours l'audition. Enfin, s'il existe un cholestéatome avec suppuration fétide et abondante, on conçoit très bien que cette intervention est tout à fait insuffisante.

Si la suppuration était due uniquement à une carie des osselets et si ceux-ci faisaient rétention, empêchant le pus de s'écouler de l'oreille, dans les lésions peu étendues de l'antre, il est commun de voir la guérison de l'otorrhée survenir par cette simple intervention.

Quoique très limitée comme opération elle guérit couramment de nombreux cas d'otite ; elle constitue le *deuxième stade* dans le traitement de l'otite purulente chronique (le premier étant constitué par les pan e nents simples et le troisième par l'*évidement pétro-mastoïdien*).

VI. — COMPLICATIONS DES OTITES SUPPURÉES.

Les mastoïdites qui pourraient être rangées parmi les complications des otites ayant fait l'objet d'une étude spéciale. il ne nous reste plus qu'à décrire dans ce chapitre :

1º Ostéopériostites mastoïdiennes ;

2º Ostéomyélite des os plats du crâne ; paralysie faciale;

3º Complications intracraniennes.

Ostéopériostites mastoïdiennes.

La périostite mastoïdienne est généralement consécutive à la mastoïdite qui se trouve l'étape intermédiaire entre l'otite et la périostite, mais le *périoste peut être pris isolément sans participation de la mastoïde.*

Ces cas sont évidemment très rares, mais il importe de les connaître; ils présentent d'ailleurs une symptomatologie toute spéciale.

Étiologie, pathogénie. — L'infection se fait par *continuité,* le pus de l'otite décollant le périoste du conduit, puis celui de l'apophyse, jusqu'à sa face externe ; l'inflammation du conduit dans la furonculose ou l'otite externe se propageant au périoste ou par *traumatisme direct* sur la région (coup avec instrument contondant).

Symptomatologie. — La douleur est toujours vive dans l'ostéopériostite existant à l'état spontané et révélée par une pression même superficielle. L'aspect de la région est caractéristique; il existe un œdème superficiel très marqué surtout à la partie supérieure de la mastoïde. La peau rouge et œdématiée garde l'empreinte du doigt. Le *sillon rétro-auriculaire est complètement effacé* ce qui n'existe pas dans la mastoïdite proprement dite. Le conduit est obstrué par une tuméfaction généralisée de toutes ses parois.

L'affection livrée à elle-même aboutit à la formation d'un abcès superficiel On a signalé quelquefois de la phlébite de la veine mastoïdienne et secondaireme..t du si..us latéral.

Cette ostéopériostite présente, comme on le voit, des caractères très spéciaux : elle peut difficilement être confondue avec les *adénites superficielles*, la *mastoïdite proprement dite*.

La pé iostite mastoïdienne isolée est du reste très rare et, en cas de doute, il vaut mieux poser le diagnostic de mastoïdite concomitante et instituer le traitement chirurgical visant cette dernière affection.

Traitement. — Le *traitement* consiste au début en l'application de moyens antiphlogistiques locaux qui luttent contre la périostite : pansements humides chauds renouvelés fréquemment.

Quand la collection est évidente, elle *sera incisée largement* dans le sillon rétro-auriculaire et le drainage réalisé avec une mèche de gaze aseptique.

Ostéomyélite des os plats du crâne.

Au nombre des complications des otites il convient de donner une place, qui de jour en jour se fait plus grande, à l'*ostéomyélite des os plats du crâne.*

La suppuration, au lieu de rester limitée à l'oreille et à la région mastoïdienne, peut gagner les os voisins : la propagation se fait de proche en proche par le diploé ou par l'intermédiaire des vaisseaux diploétiques. Les cellules aberrantes contribuent, elles aussi, à la diffusion de la suppuration. Le pus pénètre dans le diploé et, une fois qu'il a dépassé les parties écailleuses dures du temporal, il atteint le tissu spongieux de l'occipital, du pariétal et plus rien ne s'oppose à sa diffusion. C'est ainsi qu'on peut voir la plupart des os du crâne successivement envahis : nous avons opéré deux malades chez qui l'occipital, le pariétal et le frontal furent successivement atteints. Ces for ues sont, on le conçoit, particulièrement graves, d'autant qu'il est sou ent impossible, malgré les interventions successives, de limiter le foyer d'incendie (1).

Paralysie faciale.

La paralysie faciale apparaît surtout dans les otites purulentes chroniques. Le nerf est lésé dans son trajet à travers la caisse ou la mastoïde. Elle constitue une indication d'opérer rapidement et le plus largement possible (évidement pétro-mastoïdien).

Complications intracraniennes des otites.

C'est surtout au décours des otites ai ̃u ̃s et principalement des otorrhées chroniques réchauffées, s'accompagnant ou non de mastoïdite, que l'on observe les complications intracraniennes.

Le **mécanisme de l'infection** se fait vers l'endocrâne : 1° Soit par l'intermédiaire des capillaires osseux, *l'os étant intact*, ou par les veines qui se rendent aux méninges ou aux sinus; soit par l'intermédiaire des canaux qui creusent le rocher, c'est-à-dire par les gaines des nerfs, des vaisseaux, les prolongements de la dure-mère ; 2° soit par infection directe, l'os étant perforé par suite du travail d'ostéite destructive.

Au point de vue étiologique, l'infection intracranienne est favorisée par toutes les causes de rétention

(1) Voy. Guisez, Rapport à la Société française d'oto-laryngologie, mai 1900.

dans les cavités de l'oreille : paracentèse insuffisante, polypes, accumulation de cérumen.

On a remarqué aussi que ces infections sont plus fréquentes chez l'adulte que chez l'enfant, chez l'homme que chez la femme, du côté droit que du côté gauche.

Suivant les différentes étapes et les infections successives que parcourt le pus, on pourra observer :

1º Des **collections extra-durales,** de la **pachyméningite** ;

2º De **la méningite** proprement dite, séreuse ou purulente ;

3º Infection de la substance cérébrale elle-même et production d'un **abcès cérébral ou cérébelleux** ;

4º Enfin, l'inflammation peut se localiser dans les gros vaisseaux qui parcourent la mastoïde et déterminer la **thrombophlébite du sinus latéral** et de la jugulaire.

Abcès extra-dural. Pachyméningite.

Les lésions d'ostéite peuvent déterminer du côté de la dure-mère la production de granulations, d'épaississements amenant la *pachyméningite,* ou, d'autres fois, une collection purulente, **l'abcès extra-dural.**

Les abcès extra-duraux apparaissent le plus souvent dans le cours des affections *aiguës* de l'oreille.

Au point de vue de leur *siège,* ils ont une grande tendance à se développer au voisinage des sinus veineux.

Une fois formés, ils s'enkystent rarement, et, au contraire, ils se *diffusent* avec la plus grande facilité.

Le pus des abcès extra-duraux *évolue* suivant plusieurs voies : ou bien vers la périphérie et alors il peut s'évacuer par la caisse ou encore à la surface de l'écaille du temporal, mais cette terminaison est tout à fait rare ; ou bien il se dirige du côté des méninges et détermine de la

méningite localisée ou diffuse, ou dans la substance cérébrale ou cérébelleuse, il amène alors la production d'abcès.
D'autres fois, il envahit le sinus latéral, produisant la
thrombophlébite de ce sinus.

Symptomatologie. — L'évolution clinique de l'abcès
sous-dural est d'ordinaire insidieuse.

Cet abcès reste généralement latent, ses symptômes se
confondant avec ceux de l'otite ou de la mastoïdite, et
il constitue une simple trouvaille opératoire.

Il est assez difficile de donner une étiquette bien spéciale
à la *céphalée* qui l'accompagne.

Ce n'est que rarement, lorsque la collection atteint
des dimensions importantes, qu'elle détermine des *phénomènes de compression* tels que ralentissement du pouls,
phénomènes d'aphasie, etc.

Au moment de l'opération on peut faire le diagnostic
d'abcès extradural lorsque l'on constate sur la mastoïde
un point d'ostéite profond, qu'il suffit de curetter légèrement, pour voir sourdre un suntement de pus, qui
indique la présence d'une collection purulente soit au
contact du sinus, soit au contact de la dure-mère cérébrale
et cérébelleuse.

L'évolution de ces abcès est plus ou moins longue ; on
peut dire que, tôt ou tard, ils aboutissent à des complications intracraniennes graves, l'évacuation spontanée étant
plutôt rare.

Traitement. — Il est tout à fait indiqué d'opérer rapidement, dès que le diagnostic est posé.

Nous avons vu qu'il est très facile de tomber sur le
foyer osseux, s'il existe une fistule, un point de carie qui
nous mène directement en l'agrandissant sur la cavité
abcédée ; mais il n'en est pas toujours de même, et quelquefois il faut rechercher l'abcès avec minutie. Une fois
ouvert, il doit être drainé largement.

Thrombose du sinus latéral.

Ainsi que nous l'avons vu, le rocher est parcouru par le sinus latéral qui affecte des rapports de contiguïté avec l'antre et les cellules mastoïdiennes. Il existe d'autre part de nombreux affluents qui parcourent la mastoïde et qui viennent se jeter directement dans le sinus ; ce sont là autant de sources qui vont puiser des germes infectieux dans les cavités de l'oreille pour les porter au sinus et l'infecter *par continuité*.

D'autres fois, il s'agit de lésions d'ostéite, qui *par contiguïté* contaminent le sinus il en est de même des abcès extra-duraux, qui constituent parfois l'étape préliminaire.

L'infection se caractérise généralement par la formation d'un thrombus à l'intérieur du sinus, mais il peut exister des phénomènes septico-pyohémiques sans aucune lésion bien constatée dans le sinus. Il y a donc lieu de décrire deux sortes de pyémies otogènes: 1º la pyémie avec thrombose ; 2º la pyémie sans thrombose du sinus latéral.

1º *PYÉMIE AVEC THROMBOSE*. — La thrombose du sinus latéral est une complication fréquente, puisque Korner a relevé, sur 115 cas de complications intracraniennes des otites, 41 cas de thrombo-phlébite.

C'est principalement au cours de l'*otorrhée chronique*, que l'on rencontre la thrombose du sinus ; on retrouve encore ici les mêmes conditions d'âge, de sexe et de côté que pour les autres complications cérébrales.

Le sinus thrombosé devient blanc jaunâtre, il est dur, et si on l'ouvre, on constate qu'il renferme un caillot qui remplit sa cavité.

Le thrombus peut s'étendre plus ou moins bas, vers la jugulaire; dans le crâne, il peut gagner le sinus longitudinal et atteindre le sinus caverneux.

Il ne tarde pas à subir la transformation purulente, à se désagréger; des particules septiques s'en détachent donnant lieu à des *abcès métastatiques* (abcès pulmonaires, abcès articulaires).

Symptomatologie. — Le début est *brusque* et à *grand fracas*.

Le malade est pris, au cours d'une otite, d'un accès violent de fièvre avec *grand frisson*, céphalée intense et douleurs rétro-mastoïdiennes, état général mauvais. Bientôt apparaissent les phénomènes généraux et locaux tout à fait caractéristiques.

Symptômes généraux. — La fièvre s'élève à 40° et présente en général un caractère *intermittent*. Les oscillations thermiques se reproduisent plusieurs fois pendant les vingt-quatre heures. Les frissons se répètent. Rarement la fièvre affecte un caractère rémittent et alors l'affection prend une allure typhique. Les phénomènes généraux sont toujours très marqués. Il existe des troubles digestifs, teint terreux, diarrhée, etc.

Symptômes locaux. — Les symptômes locaux se confondent au début avec ceux de la mastoïdite ; cependant, il existe parfois de façon précoce, en arrière du bord de la mastoïde, de la douleur à la pression. Ce point douloureux postérieur a une grande importance diagnostique. C'est le « cri de la pyémie » de G. Laurens.

On constate souvent, lorsque l'oblitération vasculaire est très marquée, de l'*œdème* à la portion supérieure du cou, mais ce signe est très inconstant.

Lorsque la phlébite a gagné la jugulaire, on constate du *torticolis*, une *douleur rétro-maxillaire et cervicale*, qui existe tout le long de la veine ; la palpation fait reconnaître dans cette région la présence d'un cordon douloureux.

L'extension aux sinus voisins est révélée par des troubles particuliers. L'extension au sinus longitudinal supérieur donne lieu à la distension des veines du cuir chevelu. La propagation au sinus caverneux détermine des troubles circulatoires du côté du fond de l'œil, causant de l'œdème rétinien.

La localisation de la *thrombose au niveau du golfe de la jugulaire* donne une allure toute spéciale à l'affection. L'infection du golfe peut se faire de façon primitive, sans altération du sinus, mais c'est surtout au cours de l'opération que l'on diagnostique la thrombose du golfe.

Marche. Durée. Évolution. — La thrombose du sinus latéral évolue plus ou moins rapidement soit en quelques jours, soit en plusieurs semaines.

Suivant l'allure spéciale de la maladie, la prédominance de tel ou tel symptôme, on a décrit dans cette affection *plusieurs formes : typhique, septicémique, méningée*, etc.

Évolution. — La thrombo-phlébite du sinus latéral abandonnée à elle-même *aboutit invariablement à la mort :* soit par extension aux méninges, soit par œdème cérébral; d'autres fois, par suite de l'infection générale avec ictère, hémorragie, ou par la production d'accidents métastatiques, abcès du poumon ou manifestations pyohémiques diverses. La guérison spontanée par transformation fibreuse du caillot est tout à fait exceptionnelle.

Le pronostic est cependant aujourd'hui beaucoup moins grave, l'opération qui consiste à ouvrir et à drainer le sinus donnant 55 p. 100 de guérison (Korner).

Diagnostic. — Le diagnostic doit autant que possible être fait *de façon précoce*, car c'est surtout au début que l'on peut intervenir utilement pour son malade. Le tableau symptomatique, lorsqu'il existe de la fièvre avec grands frissons, céphalée intense, cordon douloureux le long de la jugulaire, torticolis, doit faire songer à la thrombose du sinus.

Au cours de l'intervention, on diagnostiquera la thrombose, lorsqu'ayant découvert le sinus, il présente une couleur feuille morte et lorsque la paroi semble offrir de la résistance au doigt, et est dépourvue de battements; La ponction exploratrice, avec la seringue de Pravaz, est tout à fait indiquée pour trancher le doute.

Il est important de savoir *si la jugulaire est atteinte* en même temps que le sinus. Le diagnostic est toujours très difficile; si le doigt sent sur la jugulaire un cordon dur, douloureux, de l'empâtement, on peut dire qu'il y a phlébite de ce vaisseau. Mais la plupart du temps, le diagnostic est impossible à faire et ce n'est qu'au moment de l'intervention, que l'on pourra localiser la phlébite soit au sinus latéral, soit à la jugulaire, ou à la fois à ces deux vaisseaux.

Traitement. — Le traitement doit comprendre successivement les étapes suivantes : après l'opération d'évidement faite sur la mastoïde, mettre à nu le sinus et alors se conduire de la façon suivante :

Ouvrir le sinus largement et curetter, laver tout ce qui existe à son intérieur, laisser une mèche qui le draine; on liera ensuite la jugulaire aussi bas que le dicte l'étendue du thrombus. On voit surtout dans cette ligature l'avantage de couper court aux dangers d'infection et la plupart des auteurs la pratiquent aujourd'hui systématiquement, même avant l'ouverture du sinus latéral.

2° *PYÉMIE OTIQUE SANS THROMBOSE.* — Korner le premier a distingué de la forme précédente, caractérisée par la thrombo-phlébite du sinus veineux, une variété de pyémie également d'origine otique qui ne présente pas de lésions apparentes du sinus.

Pathogénie. — Plusieurs théories ont été proposées pour expliquer cette forme. Nous ne citerons que les deux principales :

1° La première est émise par Leutert : il y aurait encore ici thrombose, mais celle-ci ne serait pas oblitérante et uniquement pariétale.

2° Passage direct des produits infectieux dans la circulation. Cette dernière théorie semble plus acceptable.

Évolution clinique. — Bien qu'elle lui ressemble beaucoup, elle diffère de la forme avec thrombose par certains points particuliers.

Elle peut se produire au cours d'*une otite aiguë* sans lésions mastoïdiennes, contrairement à la précédente qui ne survient guère qu'au décours de la mastoïdite et aussi comme complication de l'otorrhée chronique.

La fièvre présente les mêmes caractères intermittents à grandes oscillations.

Les *accidents métastatiques* sont plus rares et ils affectent plutôt un caractère périphérique (articulations, muscles), tandis que les abcès dans la thrombose se font surtout dans le poumon à cause des dimensions p us grandes des embolies s'opposant à leur passage au delà des capillaires pulmonaires.

Pronostic. — Il est moins grave que dans la forme précédente, la guérison spontanée étant ici très fréquente; mais il existe des formes spécialement graves qui mènent le malade à la mort. Un de nos malades a succombé à un abcès métastatique de la fosse iliaque.

Diagnostic. — Le diagnostic des deux formes s'appuie donc sur l'ensemble de signes dont nous venons de parler : il doit être établi bien exactement, le pronostic et la thérapeutique étant tout à fait différents.

Traitement. — Le traitement a été bien réglé par G. Laurens (1).

S'il y a *pyémie avec otite aiguë sans localisation mastoïdienne* : faire un traitement purement otologique en assurant le drainage de la caisse par paracentèse.

S'il y a *mastoïdite,* ouvrir l'apophyse et dénuder le sinus pour l'explorer.

(1) LAURENS, Rapport à la Société française d'oto-laryngologie, mai 1900.

Si la *pyémie évolue sans réaction apophysaire* mais avec signes de grande infection, ouvrir l'antre, s'il est sain, aller quand même au sinus car il peut exister une sinusite sans mastoïdite. Ponctionner le sinus : si l'aiguille ramène du pus, c'est qu'il est thrombosé, alors utiliser le traitement indiqué au chapitre précédent.

Les *accidents métastatiques* (abcès) accessibles à notre intervention seront traités chirurgicalement de façon précoce ; aussi convient-il d'examiner quotidiennement toutes les parties du corps chez de pareils malades : ces abcès ayant une forme et un début tout à fait insidieux.

Abcès du cerveau.

Plus de la moitié des abcès du cerveau sont consécutifs à des otites suppurées, aussi l'étude des abcès cérébraux otitiques mérite-t elle toute notre attention.

Étiologie.—C'est surtout au décours des *otites moyennes chroniques* que l'abcès du cerveau se développe. Le *cholestéatome* semble être le grand facteur étiologique de cette complication.

De même que pour les autres complications intracraniennes, c'est une affection que l'on rencontre surtout chez l'adulte et du côté droit.

La rétention purulente apporte également son action occasionnelle, puisqu'il est fréquent de voir coïncider l'apparition de l'abcès cérébral avec la disparition d'une otorrhée.

Les traumatismes du crâne et parfois les coups de rouge au décours d'une trépanation ne sont point aussi sans avoir quelque importance dans leur étiologie.

Les abcès cérébraux sont *consécutifs* la plupart du temps à des *foyers d'ostéite*, qui siègent soit au niveau du toit de la caisse ou de l'antre, d'où la formation d'un foyer de pachyméningite; consécutivement et par suite de l'adhérence de la dure-mère aux méninges, une fistule se déclare, amenant la contamination de la substance cérébrale et finalement la formation d'un abcès.

Lorsqu'il s'agit d'abcès cérébelleux, la lésion siège sur la paroi postérieure de l'antre mastoïdien.

Mais l'altération peut se produire *directement* sans lésions osseuses, par l'intermédiaire des veines du diploé, des vaisseaux de la pie-mère et des lymphatiques.

Anatomie pathologique. — Au point de vue de leur fréquence respective, la proportion est d'environ un abcès du cervelet pour trois du cerveau.

1° **Abcès du cerveau.** — Siège. — Tantôt l'abcès effleure le cortex, d'autres fois, au contraire, il est profond et séparé du foyer causal par une couche épaisse de substance blanche.

Il siège généralement du même côté que la lésion otique, le plus souvent, c'est dans le lobe temporo-sphénoïdal, immédiatement en contact avec les lésions osseuses causales; on peut trouver néanmoins des abcès otiti ues dans le lobe frontal, dans le lobe occipital et dans le lobe pariétal.

Volume. — Leur volume varie, pouvant atteindre celui d'un gros œuf de poule, contenant parfois jusqu'à 100 grammes de pus (1).

Nombre. — L'abcès est en général unique, mais les collections purulentes peuvent être multiples (13 p. 100, d'après la statistique de Gawers) et être tout à fait isolées les unes des autres.

Pus. — Le pus contenu dans l'abcès est bien lié, d'aspect crémeux, jaunâtre ou légèrement verdâtre; il est souvent fétide. La cavité qui le contient est parfois absolument lisse, il semble que le tissu cérébral s'est condensé et a formé une sorte de membrane qui limite l'abcès; cet

(1) Observation personnelle.

enkystement se remarque surtout dans les formes chroniques.

Au contraire, dans les cas aigus, à évolution rapide, et qui ont une grande tendance à la diffusion, le tissu cérébral qui environne la poche est œdématié, blanc jaunâtre, et l'on distingue très mal les limites où s'arrête la suppuration. Des lambeaux de substance blanche flottent dans la cavité abcédée.

ÉVOLUTION DE L'ABCÈS. — Abandonné à lui-même, l'abcès n'a pas de tendance à la résorption spontanée, il ne tarde point à se compliquer de méningite et de thrombose des sinus avoisinants, ou bien il s'ouvre dans la cavité ventriculaire, ou à la surface du cerveau.

Exceptionnellement, l'abcès s'évacue au dehors, par le foyer osseux, qui en est le point de départ.

2º Abcès cérébelleux. — L'abcès cérébelleux siège dans la région antéro-externe du cervelet; c'est-à-dire dans la région où le cervelet est en contact avec la paroi antrale ou avec le labyrinthe.

Par son volume et sa consistance il ressemble tout à fait à l'abcès du cerveau; toutefois, il est presque toujours unique, et il semble présenter une plus grande tendance à l'enkystement.

Symptomatologie. — 1º Abcès du cerveau. — Les *abcès cérébraux* présentent, peut-on dire, une symptomatologie très variable et souvent incomplète. Il convient parfois de se contenter de l'un des symptômes bien caractérisés, pour établir le diagnostic.

DÉBUT. — Le début de l'abcès cérébral est *insidieux*, c'est tantôt un malade jouissant d'une bonne santé habituelle, mais qui n'a pas pris garde à un léger suintement de l'oreille auquel il n'attachait aucune importance, qui brusquement tombe dans le coma sans autre prodrome; à l'opération ou à l'autopsie on trouve un abcès du cerveau.

Ou bien, il s'agit d'un malade opéré déjà de mastoïdite et qui présente simplement, au décours des pansements, de la *céphalée* de l'*affaiblissement*, de l'*anorexie*, une teinte jaunâtre, indiquant qu'il fait une suppuration quelque part sans qu'aucun symptôme permette de préciser le siège de celle-ci. Il se produit tout à coup des phénomènes graves, et il est emporté en quelques jours.

Cette latence du début, comme on le voit, peut persister pendant longtemps et amener sans grand symptôme le malade à la phase terminale, mais il est plus courant de voir se constituer dès que l'abcès a acquis un certain volume, une série de phénomènes bien caractérisés.

A l'exemple de Bergmann, nous les diviserons en trois groupes : les signes de suppuration, les signes de compression et les signes de localisation cérébrale.

SIGNES DE SUPPURATION. — La fièvre est on ne peut plus irrégulière ; elle peut manquer, atteindre 38-39° ; ce qu'il faut retenir, c'est *qu'elle est rarement élevée*.

Les frissons sont exceptionnels et un fait frappe l'observateur, c'est la teinte plombée du visage, cet aspect toujours particulier que prend le malade qui suppure.

SIGNES DE COMPRESSION. — Les symptômes de compression se caractérisent par de la *céphalée* qui est, on peut le dire, le symptôme dominant de l'abcès cérébral. Elle est toujours très marquée, occupant la moitié du crâne, offrant peu de rémissions, s'accentuant dans les mouvements, dans les déplacements de la tête.

Exceptionnellement, la percussion peut éveiller un point douloureux sur le crâne, et lorsque ce signe existe, il a une grande valeur pour la localisation de l'abès.

Le malade est atteint de *vertiges*, il ne peut pas s'asseoir sur son lit sans tituber, à plus forte raison, ne peut-il se tenir sur ses jambes.

Les *vomissements* cérébraux sont verdâtres et se produisent sans efforts, à l'occasion des mouvements.

La *respiration* est lente, régulière et conserve le type normal.

Aux symptômes de compression, on peut rattacher le *ralentissement du pouls.* Le pouls marque 55 ou même descend à 45 pulsations à la minute, avec une température de 38°,5 ou 39°. Il y a donc dissociation entre l'élévation de la température et l'état du pouls.

Signes oculaires. — On a signalé de l'inégalité pupillaire, de la névrite optique et de la stase papillaire qui n'est nullement caractéristique, car on peut la rencontrer également dans la méningite.

Les troubles psychiques sont très marqués. Le malade est abattu, affaissé, il présente de l'apathie, de la somnolence qui s'accusent de plus en plus ; ses réponses sont difficiles et il ne tarde pas à tomber dans le *coma.*

SIGNES DE LOCALISATION. — Les signes de localisation sont variables, suivant le siège de l'abcès.

Si l'abcès siège à gauche, si la troisième circonvolution frontale gauche est atteinte, il se produit de l'*aphasie motrice,* de même que de la *surdité verbale* et de l'*anosmie,* suivant que l'abcès occupe tel ou tel point de la zone rolandique ; on peut observer aussi des troubles de la sensibilité, par exemple de l'*hémianesthésie* du côté opposé à la lésion.

L'*hémianopsie* est un signe de grande valeur, car il indique la localisation d'un abcès dans le lobe occipital ; ce signe consiste dans la disparition de la fonction de la moitié des deux rétines correspondant au côté lésé du cerveau.

Au nombre des symptômes de localisation, citons des *phénomènes d excitation,* par exemple l'*épilepsie jacksonnienne* si la lésion siège au niveau du sillon de Rolando ; d'autres fois, au contraire, ce sont des **signes de paralysie** se manifestant du côté opposé à l'abcès, atteignant d'abord la face, puis le membre supérieur affectant quelquefois le caractère hémiplégique.

Lorsque les abcès du cerveau se rapprochent de la base, on peut voir de la paralysie des nerfs de la troisième, de la sixième et de la septième paire.

2º **Abcès cérébelleux.** — Les abcès cérébelleux ont une symptomatologie qui se rapproche beaucoup de celle des abcès du cerveau. Ils sont tout aussi insidieux.

Mais la céphalée a ici une prédominance occipitale ; le *vertige* est plus fréquent et plus marqué que dans l'abcès cérébral, et l'*ataxie cérébelleuse* avec la raideur de la nuque et l'attitude du malade sont tout à fait caractéristiques.

On constate très souvent des lésions paralytiques des nerfs craniens à cause de leur voisinage avec la région de la base du cerveau.

Évolution. Marche. Durée. Terminaison. — L'évolution des abcès intracérébraux est quelquefois foudroyante, ne durant que quelques jours ; mais la plupart du temps, elle est longue et le début est tout à fait insidieux et latent, la première période pouvant durer plusieurs semaines. Elle présente très souvent des **rémissions** plus ou moins longues avec alternatives d'amélioration et d'aggravation, jusqu'au jour où les phénomènes s'accentuent et où la mort survient.

La terminaison *est en effet fatale* lorsque l'abcès est abandonné à lui-même. Si l'abcès se rompt dans la cavité ventriculaire, la mort survient en quelques heures avec des phénomènes épileptiformes. S'il s'ouvre à la surface du cerveau ou s'il détermine par contiguïté l'infection des méninges, il en résulte des phénomènes de méningite qui ne tardent point à amener le coma et la mort à bref délai.

La guérison paraît tout à fait exceptionnelle; Politzer admet cependant qu'elle pourrait se produire par ouverture de l'abcès dans les cavités de l'oreille et drainage par une fistule.

Le *pronostic* est certainement amélioré par le traitement ; mais il reste néanmoins tout à fait grave, et la guérison ne doit être proclamée définitive qu'après avoir suivi le malade pendant de longs mois, cette affection étant sujette à des récidives à plus ou moins brève échéance.

Diagnostic. — Ainsi que le dit Luc dans son remarquable traité (1) : « La question du diagnostic de l'abcès encéphalique implique deux problèmes : 1° celui de l'existence ; 2° celui du siège de la collection purulente. »

1° Diagnostic de l'existence d'un abcès. — Il y aurait le plus grand intérêt à faire le diagnostic de façon précoce. Or, nous savons qu'au début, les symptômes sont on ne peut plus mal esquissés et que l'affection est tout à fait latente.

Chez un malade porteur d'une lésion d'oreille, on doit penser à un abcès, s'il existe une céphalée tenace, et surtout si l'on voit se produire des phénomènes de dépérissement, de cachexie, et s'il coexiste en même temps du ralentissement du pouls. De même s'il se montre des phénomènes de localisation, épilepsie jacksonnienne, paralysie, hémiplégie, aphasie, etc.; le diagnostic sera facile à établir.

Mais il ne faut pas oublier que, la plupart du temps, le tableau *symptomatique n'est qu'esquissé* ; il n'existe par exemple que de la céphalée ou simplement du ralentissement du pouls, ou cet état cachectique tout particulier que nous avons décrit plus haut.

La *méningite* n'a pas du tout le même aspect clinique que l'abcès cérébral, le début est plus brusque, l'allure plus bruyante. La ponction lombaire du reste donne,

(1) Luc, *Loc. cit.*

dans ce cas, un liquide trouble ou polynucléaire. La *phlébite du sinus* présente un cortège de grands frissons, de fièvre, de céphalée tout à fait caractéristique.

2° Diagnostic du siège de l'abcès. — Le problème est souvent difficile à résoudre. Rarement, en effet, on observe des signes de localisation précise.

Les abcès consécutifs aux otites siègent presque toujours dans le lobe temporo-sphénoïdal.

La localisation de l'abcès dans le cervelet est caractérisée par de la céphalée occipitale, des vertiges et souvent de la raideur de la nuque.

Il convient de s'aider, au moment de l'opération, de la recherche dans la plaie de points osseux dénudés DES FOYERS D'OSTÉITE et de voir où ils mènent. C'est ainsi que la carie du toit de l'antre indique de préférence la localisation de l'abcès dans le lobe temporo-sphénoïdal. Si la fistule siège dans la paroi postérieure de celui-ci, c'est dans le cervelet qu'il faut rechercher l'abcès : autrement dit, c'est en se laissant guider par les lésions que bien souvent le chirurgien est conduit à la collection purulente.

Traitement. — Le traitement doit être *uniquement chirurgical.*

Dès que l'abcès est constitué et diagnostiqué, il faut l'ouvrir et le drainer le plus rapidement possible. En agissant ainsi on aura quelques chances de sauver le malade.

Mais il faut encore intervenir, même si celui-ci est dans le coma, à cause des résultats surprenants que donne l'évacuation d'une collection purulente intracérébrale en pareils cas.

Les procédés d'attaque des abcès du cerveau sont multiples et nombreux; ils sont basés sur nos connaissances des localisations cérébrales.

Nous voudrions seulement dire, à ce point de vue, que tous les otologistes se dirigent aujourd'hui vers les lésions cérébrales ou cérébelleuses en utilisant la brèche osseuse pratiquée dans l'opération mastoïdienne fa te au préalable. On va de proche en proche vers l'abcès cérébral en passant : soit au niveau du toit de l'antre et de la caisse, pour la recherche des abcès du lobe temporo-sphénoïdal soit en arrière du sinus latéral, pour la recherche des abcès du cervelet.

L'abcès une fois ouvert est évacué et drainé pendant très longtemps, et ce n'est qu'après des soins prolongés que l'on pourra prononcer le mot de guérison.

Méningite. Lepto-méningite.

Étiologie. Pathogénie. — La méningite purulente n'est souvent que la *complication ultime* des autres localisations intracraniennes, abcès du cerveau, thrombose du sinus.

Mais l'inflammation de la dure-mère peut survenir comme *localisation isolée* de la suppuration intracranienne.

Elle est plus rare que les autres complications. Elle paraît plus fréquente chez l'enfant et cette fréquence de l'infection dure-mérienne à cet âge, serait due à l'absence de soudure de la fente pétro-squameuse.

Comme dans l'abcès cérébral, la pénétration des germes peut se faire par *cont guïté* à la faveur de lésions d'ostéite, ou bien par *continuité* par l'intermédiaire des canaux qui traversent le rocher et qui sont une voie toute tracée à la marche du pus (conduit auditif, aqueduc). La rétention purulente favorise l'infection des méninges.

Anatomie pathologique. — Les lésions ne diffèrent pas de celles de la méningite en général.

Il y a lieu de distinguer deux formes : la forme séreuse et la forme purulente.

Dans la *forme séreuse*, on constate une grande accumulation de liquide séreux à peine trouble : il s'agit

là d'une inflammation méningée plus irritative que purulente.

Dans la *forme purulente*, l'aspect est semblable à celui
de toutes les autres méningites : traînées de pus le long des
vaisseaux, infiltration par plaques purulentes. En tout cas,
les lésions sont localisées ou prédominent pendant longtemps au voisinage du foyer osseux, cause de l'infection.

Symptomatologie. — Le début est presque toujours
brusque avec céphalée intense d'abord localisée puis généralisée. Élévation de la température à 39 ou 40°. Il y a un
état nauséeux et vertigineux, de la photophobie.

Puis, dès que la méningite est installée, elle va évoluer
suivant deux phases successives :

1° Dans la première : il se produit des *symptômes d'irritations* : vertiges vomissements, convulsions, délire, raideur
de la nuque, hyperesthésie cutanée et musculaire.

La *fièvre* est toujours élevée, affecte une marche plus ou
moins régulière, quelquefois il se produit de courtes élé-
vations de température suivies de rémission. Le pouls
suit la marche de la température.

2° Dans une deuxième phase surviennent des *paralysies* :
dilatation avec inégalité pupillaire, hémiplégie faciale,
paralysie faciale, des sphincters.

Du côté des yeux on note des paralysies oculaires,
l'oculo-moteur commun est atteint; il en résulte de la
diplopie. Il peut en être de même du droit externe.

La température s'élève, le pouls se ralentit; la mort
survient généralement dans le coma.

Diagnostic. — Le diagnostic s'établit avec une
grande facilité avec les autres complications des otites,
septico-pyohémie, thrombose du sinus latéral (Voy. plus
haut); et en dehors de celles-ci avec des *crises de méningisme*, en particulier chez les enfants, ou avec des phénomènes *hystériformes*.

Il ne faut point oublier aussi que la présence d'une otite

aiguë n'exclut point l'éventualité d'une *méningite tuber-culeuse* qui préexiste à l'otite.

La *ponction lombaire* donne pour le diagnostic les plus précieuses indications, elle ramène dans la méningite purulente aiguë un liquide trouble avec présence de polynucléaires.

Évolution. Pronostic. — L'évolution de la méningite otique peut être *suraiguë*, aboutissant rapidement au coma, ou au contraire *traînante*, pouvant affecter une marche chronique avec rémissions. La mort est la règle.

Ce pronostic grave est cependant atténué par le traitement et l'on connaît aujourd'hui des cas de guérison de méningite suppurée confirmée, grâce à une intervention chirur i ale et étendue et à la ponction lombaire. La méningite séreuse semble la plus curable et de nombreux exemples de guérison en ont été signalés par les différents auteurs, suite ou non d'intervention chirurgicale.

Traitement. — C'est à propos de la méningite qu'il convient de dire que le *chirurgien ne doit jamais désarmer* puisque la guérison peut être obtenue dans des cas inespérés, et qu'un certain nombre de méningites guérissent par un traitement chirurgical approprié. Il faut toujours entreprendre quelque chose pour guérir scn malade, même si la ponctoin lombaire a révélé un liquide purulent.

Il sera nécessaire avant tout de pratiquer une désinfection et un nettoyage aussi complets que possible du foyer osseux carié, par l'évidement mastoïdien et la mise à nu de la dure-mère dans une zone plus ou moins étendue. Dans certains cas même, il sera indiqué d'inciser la dure-mère et de drainer la cavité arachnoïdienne ; cette thérapeutique a été parfois efficace dans les cas de méningite circonscrite.

La *ponction lombaire* présente un effet nettement curatif;

nombreuses sont aujourd'hui les observations où des ponctions lombaires répétées, évacuant de 20 à 30 grammes de liquide, combinées à une désinfection exacte du foyer osseux, ont amen des guérisons de méningites non seulement séreuses mais aussi nettement purulentes, à staphylocoques, streptocoques.

VII. — TRAITEMENT HYDROMINÉRAL OU MARIN DANS LES AFFECTIONS DU NEZ, DU PHARYNX, DU LARYNX ET DES OREILLES.

Indications et contre-indications. — Chaque année, en juin ou juillet, nous sommes consultés par des malades soignés pour des affections qui concernent notre spécialité, sur l'opportunité d'une saison dans une station marine ou hydrominérale.

Il s'agit ou bien de malades guéris ou en voie de guérison, chez qui nous voulons prévenir le retour, l'hiver suivant, de catarrhes, enrouements, coryzas, etc., ou de malades opérés chez qui l'état local ou général a besoin d'être modifié ou stimulé.

Chaque station a des indications très nettes, mais il existe aussi des contre-indications formelles que le médecin doit connaître sous peine des pires désastres.

Le malade vient nous demander conseil ; nous l'adressons à un confrère de telle ou telle station qui applique scientifiquement le traitement, le dirige à sa guise. Mais c'est nous qui sommes responsables, c'est à nous qu'en dernier ressort le malade vient rendre compte des résultats obtenus.

Où devons-nous l'envoyer ? Mais avant tout où ne doit-il pas aller ? Telles sont les questions que nous devrons nous poser en toute conscience.

Traitement hydrominéral. — *MALADIES DU NEZ ET DU NASO-PHARYNX.* — Les rhinites hypertrophiques à forme congestive seront améliorées par le Mont-Dore ; si elles se présentent sous la forme molle avec dégénérescence de la muqueuse, Luchon, Cauterets ou Uriage auront de meilleurs effets.

Les *rhinites atrophiques ozéneuses* ou non seront modifiées par les eaux sulfureuses fortes comme : Enghien, Luchon ou Cauterets. Il en est de même du catarrhe sec du naso-pharynx. L'état général dont ces affections dépendent sera utilement stimulé, lui aussi, par l'usage des eaux minérales sulfureuses.

Parmi les *affections du naso-pharynx et du pharynx*, les *hypertrophies adénoïdiennes*, qu'elles atteignent la troisième amygdale (végétations adénoïdes) où les amygdales palatines (hypertrophie amygdalienne proprement dite), qu'il y ait eu ou non intervention, seront justiciables des eaux arsenicales de la Bourboule ou de Saint-Honoré-les-Bains.

Les *pharyngites hypertrophiques congestives* seront adressées soit à Uriage, soit au Mont-Dore, les *pharyng tes sèches* à tendance atrophique à Luchon, Cauterets, Uriage et toutes les stations d'eaux sulfureuses.

MALADIES DU LARYNX. — Les malades atteints d'une maladie du larynx bénéficieront parfois d'une cure hydrominérale.

Les congestions laryngées, qu'elles soient dues à un surmenage professionnel, à des phénomènes d'arthritisme, ou bien à des troubles de la menstruation, seront modifiées utilement par une saison au Mont-Dore dont on connaît les effets décongestionnants.

Les malades atteints de *laryngite chronique* simple ou consécutive à la grippe seront envoyés au stations sulfureuses telles que Luchon et Cauterets. Il en est de même dans les cas de *trachéo-bronchite chronique* ; ces eaux agissent très bien contre les sécrétions abondantes de la trachée et des bronches. L'*asthme*, d'origine nasale ou trachéo-bronchique, sera influencé favorablement par les eaux du Mont-Dore.

Les laryngites sous la dépendance uniquement de l'arthritisme seront envoyées à Aix en Savoie.

Les *laryngites tuberculeuses tout à fait au début* à la phase congestive bénéficieront également des eaux du Mont-Dore. Une station moyennement élevée, un séjour dans les montagnes seront indiqués à cette période, mais il faut être très sobre dans ces indications, la tuberculose étant souvent aggravée par les traitements hydro-minéraux, en particulier par le traitement sulfureux.

MALADIES DES OREILLES. — Ici les eaux sulfureuses ont des indications beaucoup plus restreintes.

Les *eczémas du conduit* à forme invétérée et étendue cessent souvent après une ou plusieurs cures à la Bourboule.

Dans ces derniers temps, on a préconisé l'effet décongestionnant et résolutif tout à la fois, des *vapeurs sulfureuses* qu'on fait pénétrer dans les trompes à l'aide de la sonde d'Itard; l'hyperthermalité de ces vapeurs, en particulier aux stations de Luchon, d'Ax et de Cauterets est· peut-être une des raisons de leur efficacité dans les catarrhes chroniques de la caisse.

Traitement marin. — Vous serez aussi très souvent consulté sur l'utilité d'un traitement marin pour la cure des affections de notre spécialité. Vous aurez à répondre aux interrogations suivantes :

« Dois-je conduire mon enfant à la mer? » ou encore: « Avec l'état de ma gorge, de mes oreilles, puis-je, sans inconvénient, accompagner ma famille au bains de mer? » (Castex).

Le traitement marin a surtout comme effet de modifier et de stimuler l'état général, aussi enverra-t-on au bord de la mer les enfants adénoïdiens, lymphatiques, strumeux, de même les malades atteints d'adénopathie trachéo-bronchique ou de rhinite atrophique. Certaines suppurations de l'oreille relevant de la scrofule cessent par le relèvement de l'état général au bord de la mer; nous en avons constaté plusieurs remarquables exemples.

Parmi les climats marins, il convient du reste de distinguer celui du littoral méditerranéen et celui des plages du sud de l'Océan, de celui de la mer du Nord, de la Manche et de la partie nord de l'Océan. C'est ainsi que la température plus douce et l'air moins vif des plages méditerranéennes ou du Golfe de Gascogne sont parfois favorables à la tuberculose laryngée au début.

Ce qu'il ne faut pas faire. — Mais d'une façon générale, n'envoyez pas à la mer les tuberculeux laryngés qui y seront rapidement aggravés. Les laryngites chroniques simples augmentent aussi sous l'influence du climat marin. Les otites suppurées, aiguës ou chroniques, que l'on avait eu beaucoup de peine à sécher, s'y mettent fréquemment à couler de nouveau, les catarrhes tubo-tympaniques augmentent aussi sous l'influence de l'humidité de l'air marin, il en est de même du vertige de Ménière.

On voit donc qu'il faut être très prudent si l'on est consulté par certains malades au sujet d'une cure marine ou même d'un simple séjour au bord de la mer.

N'envoyez point non plus aux eaux sulfureuses les larynx tuberculeux qui y subissent toujours une poussée congestive tellement forte que parfois elle nécessitera la trachéotomie.

Soyez en général très circonspect lorsque vous ordonnerez un traitement hydro-minéral. Chez les enfants en particulier, il conviendra d'user avec modération des eaux arsenicales ou sulfureuses.

Enfin nous conseillons de n'envoyer dans les stations minérales que des malades en voie de guérison. Les eaux minérales ne devront être employées que comme le complément d'un traitement local, médical ou chirurgical. La plupart d'entre elles agissent surtout en modifiant l'état général qui tient parfois sous sa dépendance l'état local (arthritisme, scrofulose, lymphatisme) et leur action est alors tout à fait efficace,

VIII. — MALADIES DU NEZ, DU LARYNX ET DES OREILLES DANS LES ACCIDENTS DU TRAVAIL ET LA MÉDECINE LÉGALE.

Nez, Larynx.

Le nez a ses cas d'expertises médico-légales lorsqu'il y a *fractures, contusions, hématomes* de la cloison à la suite de traumatismes plus ou moins violents. Il peut exister des *anosmies traumatiques* ou hystéro-traumatiques. Mais l'avis du médecin spécialiste est rarement demandé en pareil cas.

Le larynx est également exposé aux traumatismes : strangulation, inhibition laryngée qui peut être mortelle ; mais ces différentes questions intéressent plutôt les médecins légistes, et le lecteur devra se rapporter aux différents travaux spéciaux sur la question.

Les fractures du larynx sont rares du fait de la mobilité toute spéciale du larynx. Elles peuvent cependant se produire dans les accidents, chutes, écrasement, agression, etc. Dans les fractures du larynx, les traumatismes graves peuvent déterminer des infiltrations, des œdèmes avec mort par asphyxie à bref délai. Quand la guérison se fait, il peut en résulter des sténoses cicatricielles qui obstruent plus ou moins les voies aériennes.

La question de *la voix* seule intéresse le spécialiste. Dans le cas de traumatisme, des troubles vocaux peuvent être la conséquence de paralysies, soit d'hystéro-traumatisme.

On nous consulte souvent au sujet de troubles de la voix à la suite de surmenage ou de malmenage vocal. Castex cite le cas d'un élève qui intentait une action à son professeur qu'il accusait d'avoir compromis sa voix.

Le laryngologiste est quelquefois appelé à décider si un artiste peut ou non tenir son rôle, quand sa voix est indisposée.

Il est très difficile de se prononcer en pareil cas; l'examen de l'état local ne donne alors que des renseignements bien précaires.

Oreilles.

Étiologie. — Il s'agit d'ouvriers qui ont fait une chute, dans leur travail : charpentiers, maçons, cochers renversés de leur siège et projetés sur la chaussée.

Les explosions de dynamite ou de poudre chez les mineurs, tailleurs de pierre peuvent également déterminer des désordres auriculaires importants (bruits subjectifs, surdité, rupture du tympan). Chez les plongeurs, on peut observer des troubles auditifs avec sensation de pression, vertiges et surdité qui persistent à la sortie. La membrane tympanique peut se rompre ; de même chez les ouvriers employés dans les caissons du Métropolitain (coups de pression). Le traumatisme n'atteint généralement qu'une seule oreille ; si les deux sont prises, l'une d'entre elles est toujours plus atteinte que l'autre. Certains métiers (frappeurs) amènent une surdité plus ou moins complète à brève échéance (1).

Symptomatologie. — L'attention du médecin peut être, aussitôt l'accident, attirée vers l'oreille par une plaie contuse de la région auriculaire, un écoulement de sang par le conduit auditif qui indique que le tympan a été fracturé ou qu'il y a fracture du rocher.

La plupart du temps cependant, c'est assez longtemps après le traumatisme que les troubles de l'audition sont

(1) Voy. Castex, La médecine légale dans les affections du larynx, du nez et des oreilles (*Bulletin de Laryngologie*, 1897, et *Annales d'hygiène publique et de médecine légale*).

remarqués par le malade, et le médecin expert n'est amené à l'examiner que plusieurs mois après l'accident.

Signes fonctionnels. — Le malade présente le syndrome labyrinthique plus ou moins complet. Il a des vertiges qui s'exagèrent au moindre mouvement et qui parfois empêchent la marche et la station debout. Il se plaint d'écoulement d'oreille et souvent de céphalalgie, d'une diminution de l'audition de l'une ou des deux oreilles.

La surdité est souvent très marquée, elle empêche même la reprise du travail; il y a parfois hyperacousie.

Le malade présente en outre tous les troubles relevant d'un état général défectueux, une marche hésitante, de la perte des forces qui succèdent à un traumatisme quel qu'il soit.

Signes physiques. — L'examen du conduit auditif aussitôt l'accident peut renseigner par l'existence d'un écoulement de sang qui indique une lésion du tympan ou du rocher. Il montrera s'il y a rupture, fracture du tympan; s'il y a écoulement d'oreille, perforation tympanique, il sera facile de le constater.

Mais s'agit-il de lésions consécutives ou antérieures au traumatisme ?

Les surdités traumatiques intéressent généralement l'oreille interne, aussi l'épreuve des diapasons donne-t-elle les résultats suivants :

Rinne positif.

Weber n'est pas latéralisé.

Schwabach raccourci.

Diagnostic. — Le diagnostic est, on le conçoit, des plus délicats. Il s'agit d'établir dans votre rapport : 1° *si les troubles observés sont bien dus à une lésion auriculaire ;* 2° *si cette lésion auriculaire relève du traumatisme.*

1° Les bourdonnements peuvent être d'origine névropathique, neurasthénique; il en est de même des vertiges, bien qu'en général ils soient sous la dépendance d'une lésion auriculaire.

2° *Les lésions auriculaires relèvent-elles du traumatisme?*

Les surdités traumatiques étant presque toujours labyrinthiques, si l'on observe une membrane du tympan intacte avec surdité centrale, Rinne positif, Weber non latéralisé et si ces symptômes sont unilatéraux, en particulier s'ils correspondent à la région traumatisée où il peut exister encore des traces de traumat'sme, s'ils ont débuté brusquement, on peut affirmer l'origine accidentelle des troubles auriculaires.

Au contraire, une membrane grisâtre, immobile, avec Weber latéralisé, rinne négatif indique une ancienne otite sèche sur laquelle le traumatisme a eu bien peu d'effet.

Y a-t-il *écoulement d'oreille*, perforation du tympan, Il est quelques signes qui permettent de rapporter ces altérations au traumatisme. Si la suppuration auriculaire est récente, on peut dire qu'elle est traumatique. La présence de lamelle de cholestéatome, d'une suppuration fétide permet de diagnostiquer une suppuration ancienne.

Politzer donne comme signe d'une *perforation traumatique*, ce fait que dans celle-ci les bords ne sont point cicatrisés, sont rouges, et l'air sort très facilement par la trompe lors du procédé de Valsalva. Dans les suppurations anciennes au contraire, les bords de la perforation sont cicatrisés et l'air sort difficilement, la trompe étant plus ou moins obstruée.

Les recherches de Babinski nous ont apporté un moyen de distinguer dans l'oreille une lésion matérielle. Si l'on fait passer un *courant continu* d'une oreille à l'autre, s'il n'y a pas de lésion d'oreille : la tête incline vers le pôle positif; s'il existe une lésion, la tête incline du côté de cette lésion quel e que soit la place du pôle positif.

Reste la question de l'*hystéro-traumatisme* ; deux cas peuvent se présenter (Castex) : ou bien l'accident frappe l'oreille de surdité nerveuse, sans y déterminer de lésion constatable ; ou bien sur une lésion minime préexistante, telle qu'une sclérose tympanique ou labyrinthique restée latente, le nervosisme provoque une série de manifestations auriculaires très accentées. Il faut rechercher les autres stigmates hystériques : hémianesthésie, diminution du champ visuel. Le vertige voltaïque renseigne sur l'existence d'une lésion matérielle ou d'une surdité hystéro-traumatique.

Toutes ces recherches doivent être faites méthodiquement, car dans les expertises le blessé peut exagérer tous les symptômes qu'il ressent, et s'il n'y a que rarement de vrais simulateurs le sujet met consciemment ou inconsciemment ses troubles auriculaires sur le compte de son accident.

L'examen complet de l'oreille devrait être pratiqué le plus rapidement possible ; en effet, la relation de cause à effet entre les lésions de l'oreille et l'accident seront d'autant plus difficiles à établir que l'examen aura lieu plus tard après le traumatisme.

L'examen de l'*oreille saine* doit toujours être fait, car il donne souvent de précieux renseignements pour juger l'état de l'oreille blessée.

Pronostic. Marche. Durée. — Le pronostic des accidents traumatiques auriculaires est toujours grave au point de vue fonctionnel.

La surdité est généralement définitive et avec le temps elle va en s'accentuant. Les bourdonnements persistent pendant très longtemps, il en est de même des vertiges.

Nous savons à quelles complications exposent les suppurations de l'oreille.

Le pronostic est d'autant plus sérieux que la *thérapeutique* a bien peu de prise sur ce genre d'accidents. L'iodure, la quinine, médications des troubles de l'oreille interne, ont bien peu d'action sur ceux-ci.

Dans quel sens devez-vous rédiger votre rapport ? —

Rœptke a distingué les cas suivants comme donnant lieu à une indemnité : la disparition totale du pavillon, les cicatrices vicieuses du conduit auditif, lésion suppurative de l'oreille moyenne, les lésions de l'oreille interne.

Il faut se rappeler, au moment de rédiger votre rapport, les règles générale suivantes basées sur le texte de la loi : 1° En cas d'incapacité totale l'ouvrier a droit à une rente représentant les deux tiers de son salaire ; 2° S'il y a seulement incapacité partielle, il a droit à une rente égale à la moitié de son salaire.

Vous devez tenir compte de l'âge : la surdité gênant plus les jeunes gens; de la profession du malade : la surdité gênant plus dans certains métiers (vendeurs, artistes, professeurs) que certains autres (manouvriers).

Enfin avant de porter un jugement définitif sur un traumatisme et ses conséquences, *il faut attend e q elque temps,* les lésions telles que ruptures du tympan, commotions labyrinthiques pouvant disparaître sans laisser de traces, et il faut se rappeler aussi que le traumatisme auriculaire pur, l'otite suppurée peut mener à la méningite, l'abcès du cerveau, etc.

TABLE ALPHABÉTIQUE

TABLE DES MATIÈRES

4032-08. — Corbeil. Imprimerie Crété.

BROUARDEL   NOUVEAU   **GILBERT**

TRAITÉ DE MÉDECINE

et de Thérapeutique

Publié en fascicules sous la direction de MM.

A. GILBERT | L. THOINOT
Professeur à la Faculté de médecine de Paris, | Professeur à la Faculté de médecine de Paris,
Membre de l'Académie de médecine. | Membre de l'Académie de médecine.

Avec la collaboration de MM.

Achard, Aubertin, Auché, Aviragnet, Babonneix, Ballet, Balzer, Barbier, Barth,
L. Bernard, Bezançon, Boinet, Boulloche, Bourneville, Brissaud, P. Carnot, Cartaz, Castex,
Chauffard, P. Claisse, Claude, Courmont, Cruchet, Dejerine, Deschamps, Dupré,
L. Fournier, Galliard, Gallois, M. Garnier, Gasne, Gaucher, Gilbert, Gouget, Grasset, Guiart,
Hallopeau, Hayem, Herscher, Hudelo, Hutinel, Jacquet, Jeanselme, Klippel, M. Labbé,
Lamy, Lancereaux, L. Landouzy, Lannois, Laveran, Le Fur, Le Noir, Lereboullet, Letulle,
L. Levi, Lion, Marfan, Marie, Marinesco, Ménétrier, Méry, Millan, Mosny, Netter,
Parmentier, Pitres, Rauzier, Raymond, Richardière, Roger, Roque, Sainton, Sérieux,
Sicard, A. Siredey, Surmont, J. Teissier, Thoinot, A. Thomas, Triboulet, Vaillard, Vaquez,
E. Weil, Widal, R. Wurtz.

CHAQUE FASCICULE SE VEND SÉPARÉMENT

L'ouvrage complet coûtera environ 250 fr. On peut souscrire en envoyant un à-compte de 100 fr.

Chaque fascicule se vend également **cartonné** avec une augmentation de 1 fr. 50 par fascicule.
21 fascicules en vente au 1er décembre 1908.

PRÉCIS DE
PATHOLOGIE GÉNÉRALE

PAR LES DOCTEURS

H. CLAUDE	L. CAMUS
Professeur agrégé	Ancien
à la Faculté de médecine de Paris.	interne des hôpitaux.

1909, 1 vol. petit in-8 de 682 p., avec 147 fig. noires et coloriées, cartonné. 12 fr.

MM. CLAUDE et CAMUS ont divisé leur ouvrage en quatre grandes parties :
1° Pathologie générale des cellules ; 2° Pathologie générale des tissus ; 3° Pathologie générale des grands appareils ; 4° Pathologie générale de l'organisme. Cette division si simple est proposée pour la première fois dans un ouvrage de Pathologie générale. Dans la première partie, sont étudiées les réactions des cellules en face des agents physiques et chimiques, en face des microbes (infection, immunité), les atrophies, les hypertrophies, les dégénérescences cellulaires. Dans la seconde partie, sont traitées les formes de l'inflammation et les tumeurs. Dans la troisième partie, les auteurs étudient les procédés d'exploration des grands appareils (circulatoire, respiratoire, digestif, système nerveux, etc.), avec leurs insuffisances fonctionnelles et le retentissement de ces dernières sur le reste de l'organisme. Dans la quatrième partie sont envisagées l'hérédité, les maladies de la nutrition, la fièvre, l'hypothermie, les maladies d'après l'évolution, les synergies morbides.

Élèves du professeur Bouchard, MM. CLAUDE et CAMUS ont tenu à exposer ses importants travaux sur les maladies infectieuses, les auto-intoxications, les maladies de la nutrition, etc. Le lecteur sera heureux de trouver dans ces pages le reflet de l'enseignement de ce maître éminent.

Traité Élémentaire de Pathologie Générale

PAR MM.

H. HALLOPEAU	E. APERT
Professeur agrégé	Médecin
à la Faculté de médecine de Paris.	des hôpitaux de Paris.

6ᵉ édition. 1904, 1 vol. in-8 de 952 pages, avec 192 figures............ 12 fr.

Tableaux synoptiques de Pathologie générale, par le Dʳ COUTANCE. 1899, 1 vol. gr. in-8 de 200 pages.. 3 fr. 50

Tableaux synoptiques de Pathologie interne
Par le Dʳ VILLEROY

2ᵉ édition. 1899, 1 vol. gr. in-8 de 224 pages, cartonné,.............. 5 fr.

Aide-Mémoire de Pathologie interne
Par le Professeur Paul LEFERT

7ᵉ édition. 1908, 1 vol. in-18 de 858 pages, relié maroquin souple........ 10 fr.

Éléments de Pathologie médicale, par MM. A. LAVERAN, membre de l'Institut et de l'Académie de médecine, et J. TEISSIER, professeur à la Faculté de médecine de Lyon, médecin des hôpitaux. 4ᵉ édition. 1894, 2 vol. in-8 de 1866 pages, avec 125 figures.. 22 fr.

Guide du Médecin Praticien. Aide-mémoire de médecine, de chirurgie et d'obstétrique, par le Dʳ GUIBAL. 1903, 1 vol. in-18 de 676 pages, avec 349 figures, cartonné.. 7 fr. 50

Histoire des Sciences médicales, par CH. DAREMBERG. 1870, 2 vol. in-8... 20 fr.

Précis de l'Histoire de la médecine, par le Dʳ BOUILLET. Introduction par le professeur LABOULBÈNE. 1888, 1 vol. in-8 de 366 pages............ 6 fr.

Librairie J.-B. BAILLIÈRE et FILS, 19, rue Hautefeuille, Paris.

Bibliothèque
du Doctorat en Médecine

PUBLIÉE SOUS LA DIRECTION DE

A. GILBERT
Professeur de Thérapeutique à la Faculté de médecine de Paris,

et L. FOURNIER
Médecin des hôpitaux de Paris.

1907-1909. — 30 volumes petit in-8 d'environ 500 pages, avec nombreuses
figures, noires et coloriées. — Chaque volume : 8 à 12 fr.

Premier examen.
ANATOMIE — DISSECTION — HISTOLOGIE

Anatomie, 2 vol...	Dujarier...	Chirurgien des hôpitaux de Paris.	
Histologie...	Branca....	Prof. agrégé à la Fac. de méd. de Paris...	12 fr.

Deuxième examen.
PHYSIOLOGIE — PHYSIQUE ET CHIMIE BIOLOGIQUES

Physique médicale...	Broca (A.)..	Prof. agrégé à la Fac. de méd. de Paris.	12 fr
Chimie biologique...	Desgrez....	Prof. agrégé à la Fac. de méd. de Paris.	
Physiologie...			

Troisième examen.
I. MÉDECINE OPÉRATOIRE ET ANATOMIE TOPOGRAPHIQUE
PATHOLOGIE EXTERNE ET OBSTÉTRIQUE

Anatomie topographique...	Soullié.....	Prof. agrégé à la Fac. de méd. de Toulouse.
Pathologie externe, 4 vol...	Faure (J.-L.)	Prof. agrégé à la Fac. de méd. de Paris.
	Labbey....	Chirurgien des hôpitaux de Paris.
	Ombrédanne	Prof. agrégé à la Faculté de méd. de Paris.
Médecine opératoire...	Lecène....	Prof. agrégé à la Fac. de méd. de Paris.
Obstétrique...	Brindeau...	Prof. agrégé à la Fac. de méd. de Paris.

II. PATHOLOGIE GÉNÉRALE — PARASITOLOGIE — MICROBIOLOGIE
PATHOLOGIE INTERNE — ANATOMIE PATHOLOGIQUE

Pathologie générale...	Claude (H.).	Prof. agrégé à la Fac. de méd. de Paris.	12 fr.
	Camus (J.).	Ancien interne, prép. à la Fac. de Paris.	
Parasitologie...	Guiart...	Prof. à la Faculté de médecine de Lyon.	
Microbiologie....	Macaigne..	Prof. agrégé à la Fac. de Paris.	
	Gilbert...	Professeur à la Fac. de méd. de Paris,	
Pathologie interne	Castaigne, Claude, Widal...	Prof. agrégés à la Fac. de méd. de Paris.	
(4 vol.)...	Garnier, Josué, Ribierre..	Médecins et anc. interne des hôp. de Paris.	
	Dopter, Rouget	Prof. agrégés au Val-de-Grâce.	
Anatomie pathologique...	Achard...	Prof. agrégé à la Fac. de méd. de Paris.	
	Lœper.....	Prof. agrégé à la Fac. de méd. de Paris.	12 fr.

Quatrième examen.
THÉRAPEUTIQUE — HYGIÈNE — MÉDECINE LÉGALE — MATIÈRE MÉDICALE
PHARMACOLOGIE

Thérapeutique...	Vaquez...	Prof. agrégé à la Fac. de méd. de Paris.;	10 fr.
Hygiène...	Macaigne...	Prof. agrégé à la Fac. de méd. de Paris.	
Médecine légale...	Balthazard.	Prof. agrégé à la Fac. de méd. de Paris.	8 fr.
Matière médicale et Pharmacologie			

Cinquième examen.
I. CLINIQUE EXTERNE ET OBSTÉTRICALE — II. CLINIQUE INTERNE

Dermatologie et Syphiligraphie...	Jeanselme.	Prof. agrégé à la Fac. de méd. de Paris.	
Ophtalmologie...	Terrien...	Ophtalmologiste des hôpitaux de Paris...	12 fr.
Laryngologie, Otologie, Rhinologie.	Sebileau...	Prof. agrégé à la Fac. de méd. de Paris.	
Psychiatrie...	Dupré.....	Prof. agrégé à la Fac. de méd. de Paris.	
	Camus (P.).	Ancien interne des hôpitaux.	
Maladies des Enfants...	Apert......	Médecin des hôpitaux de Paris...	10 fr.

Les neuf volumes parus sont soulignés d'un trait noir.

E. LITTRÉ

Membre de l'Institut.
(Acad. Française Inscriptions et Belles-Lettres).
Membre de l'Académie de médecine.

A. GILBERT

Professeur de Thérapeutique
à la Faculté de médecine de Paris,
Membre de l'Académie de médecine

Dictionnaire de Médecine

de Chirurgie, de Pharmacie

ET DES SCIENCES QUI S'Y RAPPORTENT

Vingt et unième Édition entièrement refondue

1908. 1 vol. gr. in-8 de 1842 pages à 2 colonnes, avec 860 figures nouvelles.
Broché...................... 25 fr. | Relié..................... 30 fr.

Le *Dictionnaire de médecine de Littré* est certainement le plus grand succès de la librairie médicale de notre époque, et il s'explique non seulement par la valeur scientifique du livre, mais par la nécessité, quand on lit ou qu'on écrit, d'avoir pour la recherche d'une étymologie ou d'une définition, un guide sûr et méthodique.

Ce *Dictionnaire* — dont l'étendue s'explique par sa compréhension même, puisqu'il embrasse à la fois les termes de médecine, de chirurgie, de pharmacie, des sciences qui s'y rapportent — présente dans des articles nécessairement très courts, mais substantiels, un résumé synthétique des connaissances actuelles sur les sujets qu'il embrasse.

Cent soixante-quinze mille exemplaires vendus de ce *Dictionnaire de médecine* sont le témoignage le plus éclatant de sa haute valeur et de sa grande utilité pour tous ceux qui veulent se tenir au courant des progrès des siences contemporaines,

C'est une œuvre rédigée avec une précision et une netteté admirables, illustrée de figures d'une excellente exécution, semées à profusion dans le texte.

Il y a cent ans que parut la première édition du *Dictionnaire de médecine* de NYSTEN, devenu par la suite *Dictionnaire de médecins de* LITTRÉ.

Voici que, nouveau phénix, il renaît de ses cendres. Un grand travailleur, doublé d'un éminent médecin, le professeur GILBERT, vient de remanier l'antique dictionnaire de fond en comble, avec la collaboration du Dr MARCEL GARNIER, médecin des hôpitaux de Paris. Ils en ont fait une œuvre nouvelle et considérable (2000 pages et 1000 figures) bien à jour et qui, par suite, sera d'une extrême utilité pour les étudiants comme pour les médecins. Les uns pourront y apprendre beaucoup de choses et être sûrs que les descriptions sont exactes et au courant de la science. Les autres y retrouveront souvent le détail oublié, le point particulier qu'on sait au moment et dont on ne se souvient plus après quelques semaines. De nombreuses figures nouvelles illustrent et éclairent le texte.

Le *Dictionnaire de médecine* de LITTRÉ est un véritable monument historique Et il a cela de particulier qu'il peut indéfiniment se rajeunir, lorsque des maîtres comme le professeur GILBERT en donnent de nouvelles éditions. Celle-ci formera une bonne encyclopédie de choses médicales, le *Larousse* de notre art médical. bien illustré, sévèrement revisé. Au reste, le nom du professeur GILBERT n'est-il pas la meilleure garantie de sa valeur ?

Il est difficile d'analyser un pareil ouvrage. En le feuilletant page par page, on se rend compte facilement que pour chaque mot tout est dit, résumé en quelques phrases concises et précises, au courant des dernières découvertes de la science.

Ce Dictionnaire rendra service à tous, même aux plus documentés.

Bibliothèque de Thérapeutique

PUBLIÉE SOUS LA DIRECTION DE

A. GILBERT & P. CARNOT

Professeur de thérapeutique
à la Faculté de médecine de Paris.

Professeur agrégé de thérapeutique
à la Faculté de médecine de Paris.

1909, 25 volumes in-8, de 500 pages, avec figures, cartonnés.
Chaque volume : 8 fr. à 12 fr.

PRÉCIS DE THÉRAPEUTIQUE

Par le Dr H. VAQUEZ
Professeur agrégé à la Faculté de médecine de Paris,
Médecin de l'hôpital Saint-Antoine.

1907, 1 vol. petit in-8 de 492 pages, cartonné..................... 10 fr.

Le Précis du Dr VAQUEZ est divisé en cinq parties :
1° Les préceptes généraux sur l'art de guérir ;
2° Les médicaments d'origine chimique et les drogues végétales, avec les notions de matière médicale nécessaires pour en connaître la composition, les principes de pharmacodynamie qui en expliquent les effets et les indications thérapeutiques qui en légitiment l'emploi ;
3° La sérothérapie et l'opothérapie, avec l'exposé des méthodes thérapeutiques sur lesquelles elles reposent et celui des résultats qu'elles ont déjà permis d'obtenir :
4° Les régimes alimentaires et les eaux minérales ;
5° La physiothérapie, avec ses moyens d'action si divers et si précieux, depuis la massothérapie, la plus ancienne des méthodes d'hygiène thérapeutique employées par les médecins jusqu'à la radiothérapie, la plus nouvelle parmi celles que la science moderne a permis d'introduire dans l'art de guérir.

Guide Formulaire de Thérapeutique

Par le Dr HERZEN

5e édition. 1909, 1 vol. in-18 de 876 pages, relié maroquin souple, tête dorée.   10 fr.

Ce formulaire a pour but de donner au médecin un schéma des cas particuliers qu'il peut être appelé à soigner. Les formules sont simples et bien choisies. L'auteur a adopté l'ordre alphabétique des maladies, qui permet de s'orienter facilement dans un cas donné. La thérapeutique de chaque maladie embrasse les diverses phases qui demandent un traitement spécial, les diverses formes, les complications, les symptômes dominants.
Il n'existe pas de formulaire d'aussi pratique, où il soit tenu compte dans une aussi large mesure des indications si variées qui peuvent se présenter dans le cours d'une même maladie.

Traité élémentaire de Thérapeutique

De Matière médicale et de Pharmacologie

Par A. MANQUAT, Professeur agrégé à l'École du Val-de-Grâce.

5e édition, 1903, 2 vol. in-8, ensemble 2104 pages................... 24 fr.

Tableaux synoptiques de Thérapeutique, par le Dr H. DURAND. 1899, 1 vol. gr. in-8 de 208 pages, cartonné........................ 5 fr.

Aide-mémoire de Thérapeutique, par le professeur P. LEFERT. 1906, 1 vol. in-18 de 318 pages, cartonné.................................... 3 fr.

Mémorial Thérapeutique, par C. DANIEL, interne des hôpitaux de Paris. 1903, 1 vol. in-32 de 240 pages, sur papier indien. 2 fr. 50. Relié : 3 fr. 50

Manuel de technique thérapeutique médicale, par le professeur GUMPRECHT et le Dr DAUWE, de l'Université de Gand. 1909, 1 vol. gr. in-8 de 530 pages, avec 205 fig..................................... 12 fr. 50

Manuel pratique de Massage, par le Dr G. BERNE. 4e édition. 1908, 1 vol. in-18 de 414 pages, avec 152 figures................ 5 fr.

L'Art de formuler. Indications. — Mode d'emploi. — Posologie des médicaments usuels, par le Dr BREUIL. 1903, 1 vol. in-18 de 344 pages. Format portefeuille avec répertoire, cartonné........................ 4 fr.

Formulaire des Médications nouvelles, par le Dr H. GILLET, ancien interne des hôpitaux de Paris. Nouvelle édition. 1909, 1 vol. in-18 de 264 p., cart.. 3 fr.

NOUVEAUX ÉLÉMENTS DE PHARMACIE
Par A. ANDOUARD
Professeur à l'Ecole de médecine de Nantes,

6ᵉ édition. 1905, 1 vol. gr. in-8 de 1168 pages, avec 225 figures, cartonné.. 24 fr.

Manuel de l'Étudiant en Pharmacie, par L. JAMMES, 1892-1905, 10 volumes in-8. Analyse chimique et toxicologie, *2ᵉ édition*. — Botanique. — Micrographie et Zoologie. — Hydrologie et Minéralogie. — Physique. — Chimie. — Matière médicale. — Pharmacie chimique. — Pharmacie galénique. — Essais et dosages des médicaments. — Chaque volume cartonné............. 3 fr.

Aide-mémoire de l'Examen de validation de stage, par FELTZ. 2ᵉ édition, 1902. 1 vol. in-18, cartonné.. 3 fr.

Mémento pharmaceutique, par A. CARTAZ. 1905, 1 vol. in-18 de 288 pages, cartonné .... 3 fr.

TRAITÉ DE PHARMACOLOGIE
et de Matière médicale
Par le Dʳ HÉRAIL, Professeur à l'Ecole de médecine d'Alger.

1901, 1 vol. in-8 de 896 pages, avec 483 figures...................... 12 fr.

NOUVEAU FORMULAIRE MAGISTRAL
de Thérapeutique clinique et de Pharmacologie
Par le Dʳ O. MARTIN
Préface du Professeur GRASSET

3ᵉ édition. 1909, 1 vol. in-18 de 924 pages, relié maroquin souple....... 10 fr.

Formulaire Officinal et Magistral International, par le professeur J. JEANNEL. 4ᵉ édition. 1886, 1 vol. in-18 de 1044 pages, cartonné.............. 3 fr.

FORMULAIRE
DES
MÉDICAMENTS NOUVEAUX
Par H. BOCQUILLON-LIMOUSIN
Préface du Dʳ HUCHARD

20ᵉ édition. 1908, 1 vol. in-18 de 332 pages, cartonné................ 3 fr.

Formulaire des Spécialités Pharmaceutiques
Par le Dʳ GARDETTE

2ᵉ édition, 1908, 1 vol. in-18 de 426 pages, cartonné.................. 3 fr.

Aide-mémoire de Pharmacologie et de Matière médicale, par le professeur P. LE FERT. 1894, 1 vol. in-18 de 288 pages, cartonné................... 3 fr.

Guide pratique des Falsifications et Altérations des Substances alimentaires, par P. BRETEAU, pharmacien-major de l'armée. Préface du professeur CAZENEUVE. 1907, 1 vol. in-8 de 386 pages, avec 143 figures et 8 planches coloriées. 7 fr.

Nouveau dictionnaire des Plantes médicinales, par HÉRAUD. 4ᵉ édition. 1909. 1 vol. in-8 de 653 pages, avec 292 fig., cart....................... 7 fr.
Le même, avec figures coloriées, cartonné....................... 20 fr.

PRÉCIS DE PHYSIQUE MÉDICALE

Par le Dᵣ André BROCA
Professeur agrégé à la Faculté de médecine de Paris.

1907, 1 vol. petit in-8, de 634 pages, avec 379 figures, cartonné. . . . . 12 fr.

Les sciences physiques prennent chaque jour une part plus grande dans les applications médicales, et les médecins ont de plus en plus besoin d'un guide pour comprendre ces applications. Pour les applications médicales de la physique, l'enseignement secondaire et le certificat d'études fournissent au médecin les bases suffisantes ; mais ces enseignements ne donnent pas les applications médicales.

Ce livre ne sera pas seulement utile aux étudiants en médecine pour préparer leurs examens. . . . .

Les médecins lancés dans la pratique trouveront parfois utile de feuilleter ce livre pour se remettre en mémoire les principes forcément un peu loin d'eux, et cependant si utiles de l'hygiène et de la thérapie physiques.

Traité Élémentaire de Physique biologique

Par A. IMBERT
Professeur à la Faculté de médecine de Montpellier

1895, 1 vol. in-8 de 1088 pages, avec 399 figures. . . . . 16 fr.

PRÉCIS DE RADIOLOGIE MÉDICALE
Par le Dᵣ KOCHER

1905, 1 vol. in-18 de 208 pages. . . . . 3 fr. 50

PRÉCIS D'ÉLECTROTHÉRAPIE

Par le Dᵣ BORDIER
Professeur agrégé à la Faculté de médecine de Lyon.
Préface par le professeur d'ARSONVAL

2ᵉ édition. 1902, 1 vol. in-18 de 516 pages, avec 162 figures, cartonné. . . . . . 8 fr.

Manipulations de Chimie, par E. JUNGFLEISCH, professeur à l'Ecole supérieure de pharmacie. 2ᵉ édition. 1893, 1 vol. gr. in-8 de 1180 pages, avec 374 fig., cartonné. . . . . 25 fr.

Guide pratique pour les Analyses de Chimie physiologique, par le Dᵣ MARTZ, 1899, 1 vol. in-18 de 264 pages, avec 52 figures, cartonné. . . . . 3 fr.

Tableaux synoptiques pour les Analyses médicales. Sang. Suc gastrique, Calculs biliaires, par L. BROQUIN. 1903, 1 vol. in-16 de 64 p., cart. . . . . 1 fr. 50

Guide pratique pour l'Analyse des Urines, par MERCIER. 5ᵉ édition. 1907, 1 vol. in-18 Jésus de 255 pages, avec 50 fig. et 5 pl. en couleurs, cart. . . . . 4 fr.

Tableaux synoptiques pour l'Analyse des Urines, par DREVET, 3ᵉ édition. 1905, 1 vol. in-16 de 80 pages, avec 9 planches, cartonné. . . . . 1 fr. 50

Guide pratique d'Urologie clinique, par le Dᵣ J. ANDRÉ. 1904, 1 vol. in-18 de 238 pages, avec figure, cartonné. . . . . 3 fr.

Guide pratique pour l'Analyse du Lait, par J. et P. PERRIN. 1909, 1 vol. in-18 de 350 pages avec 120 figures. . . . . 3 fr.

Précis d'Analyse chimique

Par E. BARRAL
Professeur agrégé à la Faculté de médecine de Lyon.

1907-1909, 5 vol. in-18 jésus de chacun 400 pages, avec figures. . . . . . 30 fr.

I. — Analyse chimique qualitative . . . . 6 fr

II. — Analyse chimique quantitative (Méthodes générales et Métalloïdes). . 6 fr

III. — Analyse chimique quantitative (Métaux et composés organiques). . 6 fr

IV. — Analyse chimique biologique générale . . . . 6 fr

V. — Analyse chimique biologique spéciale (Lait, Sang, Urines, etc.). 1909. . 6 fr

---

Guide pratique pour l'Essai des Médicaments chimiques, par P. GOUPIL et L. BROQUIN. 1905, 1 vol. in-8 de 360 pages, avec 28 figures. . . . . 6 fr.

Traité de Diagnostic Médical et de Sémiologie

Par F.-O. MAYET
Professeur à la Faculté de médecine de Lyon, Médecin des hôpitaux de Lyon.

1898-1899, 2 vol. gr. in-8 de 1623 pages, avec 191 figures............ **24 fr.**

Atlas-Manuel de Diagnostic Clinique

Technique médicale, indications thérapeutiques
Par le Dr C. JAKOB
et le Dr A. Létienne, ancien interne des hôpitaux de Paris.

3e édition. 1901, 1 vol. in-16 de 396 pages, avec 68 planches coloriées, relié maroquin souple... **15 fr.**

SÉMIOLOGIE DE L'APPAREIL RESPIRATOIRE
Par H. BARTH, médecin de l'hôpital Necker.

1908, 1 vol. gr. in-8 de 164 pages, avec 98 fig. Broché, 4 fr. Cartonné. **5 fr. 50**

Précis d'Auscultation, par le Dr COIFFIER. 5e édition. 1902, 1 vol. in-18 de 210 p., avec 95 figures coloriées, cartonné............................ **5 fr.**

Tableaux synoptiques de Diagnostic, par le Dr COUTANCE. 1899, 1 vol. gr. in-8 de 200 pages, cartonné... **5 fr.**

Tableaux synoptiques d'Exploration médicale, par le Dr CHAMPEAUX. 1902, 1 vol. gr. in-8 de 184 pages.................................. **3 fr. 50**

Précis d'Exploration clinique du Cœur et des vaisseaux, par le Dr G. BROUARDEL, médecin des hôpitaux de Paris. 1903, 1 vol. in-16 de 176 p., avec 35 figures, cartonné .... **3 fr.**

Sémiologie pratique des Poumons et de la Plèvre, inspection, palpation, percussion, auscultation, par le Dr H. BARBIER, médecin des hôpitaux de Paris. 1902, 1 vol. in-18 de 252 pages, avec 20 fig., cartonné .... **4 fr.**

Tableaux synoptiques de Symptomatologie, par le Dr M. GAUTIER. 1901, 1 vol. gr. in-8 de 180 pages... **3 fr. 50**

Manuel de Sémiologie médicale

Par le Dr PALASNE DE CHAMPEAUX
Professeur à l'Ecole de médecine de Toulon.

1905, 1 vol. in-18 de 360 pages, avec 66 fig. noires et col., cartonné....... **5 fr.**

PRÉCIS DE COPROLOGIE CLINIQUE

Guide pratique pour l'examen des Fèces
Par le Dr R. GAULTIER
Chef de clinique à la Faculté de médecine de Paris.
Préface du professeur A. ROBIN.

1907, 1 vol. in-8 de 384 pages, avec 65 microphotographies et 1 planche col. **7 fr.**

Diagnostic des Maladies simulées dans les accidents du travail et devant les conseils de revision, par le Dr P. CHAVIGNY, professeur agrégé à l'Ecole du service de santé militaire du Val-de-Grâce. Préface de M. le professeur A. PIERRET. 1906, 1 vol. in-8 de 512 pages, avec 28 figures............... **10 fr.**

CONSULTATIONS MÉDICALES

Par H. HUCHARD
Médecin de l'hôpital Necker, membre de l'Académie de médecine.

Nouvelle édition en trois volumes.

I
THÉRAPEUTIQUE CLINIQUE

1909, 1 vol. in-8 de 636 pages............................... 12 fr.

II
MALADIES DU CŒUR
DES POUMONS ET DES REINS

1909, 1 vol. in-8 de 600 pages............................... 12 fr.

III
MALADIES DE L'APPAREIL DIGESTIF
ET DU SYSTÈME NERVEUX. — MALADIES GÉNÉRALES

1909, 1 vol. in-8 de 600 pages............................... 12 fr.

LES MALADIES DU CŒUR
ET LEUR TRAITEMENT
Par H. HUCHARD

1908, 1 vol. in-8 de 228 pages............................... 6 fr.

Clinique médicale de l'Hôtel-Dieu de Paris, par A. TROUSSEAU, professeur à la Faculté de médecine de Paris. 10e édition. 1902, 3 v. in-8. 32 fr.

Aide-mémoire de Clinique médicale et de Diagnostic, par le professeur P. LEFERT. 1895, 1 vol. in-18 de 314 pages, cartonné......................... 3 fr.

TRAITÉ DE L'ARTÉRIOSCLÉROSE
Par le Dr JOSUÉ
Médecin des Hôpitaux de Paris.

1909, 1 vol. in-8 de 400 pages, avec 25 figures.................... 10 fr.

Traité des Maladies des Vieillards
Par le Dr RAUZIER
Professeur à la Faculté de médecine de Montpellier.

Préface du professeur GRASSET

1909, 1 vol. in-8 de 708 pages............................... 12 fr.

Traité des Maladies familiales et des Maladies congénitales, par le Dr E. APERT, médecin des hôpitaux de Paris. Préface de M. le professeur Dieulafoy, professeur de clinique médicale à la Faculté de médecine de Paris. 1907, 1 vol. in-8 de 364 pages, avec 9 figures............. 7 fr.

TRAITÉ D'HYGIÈNE

PUBLIÉ EN FASCICULES SOUS LA DIRECTION DE MM.

P. BROUARDEL

DOYEN HONORAIRE DE LA FACULTÉ DE MÉDECINE DE PARIS
MEMBRE DE L'INSTITUT

A. CHANTEMESSE

PROFESSEUR D'HYGIÈNE
A LA FACULTÉ DE MÉDECINE DE PARIS
MEMBRE DE L'ACADÉMIE DE MÉDECINE

E. MOSNY

MÉDECIN
DE L'HOPITAL SAINT-ANTOINE
MEMBRE DU COMITÉ CONSULTATIF D'HYGIÈN

Les fascicules soulignés d'un trait noir sont en vente.

L'ouvrage complet coûtera environ 150 francs.
On peut souscrire en envoyant un acompte de 80 francs à la Librairie J.-B. Baillière.
Chaque volume se vend séparément.
Chaque fascicule se vend également *cartonné* avec un supplément de 1 fr. 50

TECHNIQUE MICROBIOLOGIQUE
ET SÉROTHÉRAPIQUE
Par le Dr BESSON
Directeur du Laboratoire de Bactériologie de l'hôpital Péan.

4e édition. 1908, 1 vol. in-8 de 924 pages, avec 375 figures noires et color.   16 fr.

La *Technique microbiologique* du Dr Besson est destinée à guider le médecin dans les travaux du laboratoire ; c'est un véritable vade-mecum que le débutant pourra suivre pas à pas et où l'observateur exercé trouvera les renseignements de nature à le diriger dans ses recherches. La quatrième édition a été soigneusement mise au courant des progrès de la science, notamment au point de vue des proto-zoaires parasites. Le nombre des figures a été multiplié et des figures coloriées représentent les cultures des principaux microbes.

TRAITÉ PRATIQUE DE BACTÉRIOLOGIE
Par E. MACÉ
Professeur à la Faculté de médecine de Nancy.

5e édition. 1904, 1 vol. gr. in-8 de 1295 pages, avec 361 figures, cartonné..   25 fr.

La *première partie* comprend l'exposé des caractères généraux des microbes, de leur morphologie et de leur biologie ; les procédés divers qui permettent d'isoler et de cultiver les microorganismes sont décrits en détail.

Dans la *seconde partie*, l'auteur entre dans l'étude des caractères spéciaux aux microorganismes, saprophytes et pathogènes, qui sont répandus le plus communément dans la nature. Des tableaux récapitulatifs nombreux, au sujet des distinctions que les cultures et autres réactifs permettent d'établir entre les diverses espèces de bactéries, seront d'un grand secours aux micrographes.

Enfin la *troisième partie* est consacrée à l'étude bactériologique de l'air, de l'eau. du sol et du corps humain à l'état normal et pathologique.

Atlas de Microbiologie, par E. MACÉ, 1 vol. gr. in-8 de 60 planches en 8 couleurs, cartonné .... 32 fr.

Aide-mémoire de Bactériologie, par le professeur P. LEFERT. 1901, 1 vol. in-18 de 275 pages, cartonné.. 3 fr.

Tableaux synoptiques de Bactériologie médicale, par DUPONT. 1901, 1 vol. in-16 de 80 pages, cartonné.. 1 fr. 50

Atlas de Bactériologie
ET DE DIAGNOSTIC BACTÉRIOLOGIQUE
Par les Professeurs LEHMANN et NEUMANN

ÉDITION FRANÇAISE par le Dr V. GRIFFON, Médecin des Hôpitaux, Chef de laboratoire à la Faculté de médecine de Paris.

1906, 1 vol. in-16, avec 500 fig. col., relié maroquin souple, tête dorée...   20 fr.

Précis de Parasitologie
Par J. GUIART
Professeur à la Faculté de médecine de Lyon.

1909, 1 vol. in-8 de 500 pages, avec 200 figures. Cartonné ....

Traité élémentaire de Parasitologie, par R. MONIEZ, professeur à la Faculté de médecine de Lille. 1896, 1 vol. in-8 de 680 pages, avec 111 figures. 10 fr.

www.ingramcontent.com/pod-product-compliance
Lightning Source LLC
Chambersburg PA
CBHW070301200326
41518CB00010B/1858